AF557636

Das Sex Buch für eine erfüllte Partnerschaft

Wie Sie Ihre Sexualität entfalten,
im Liebesleben neue Höhepunkte erreichen und mehr Intimität,
Leidenschaft und Anziehung in Ihre Beziehung bringen

Alina Lehnhardt

Alle Ratschläge in diesem Buch wurden vom Autor und vom Verlag sorgfältig erwogen und geprüft. Eine Garantie kann dennoch nicht übernommen werden. Eine Haftung des Autors beziehungsweise des Verlags für jegliche Personen-, Sach- und Vermögensschäden ist daher ausgeschlossen.

ISBN: 978-3-969304600

Email: info@edition-lunerion.de
www.edition-lunerion.de

Psiana eCom UG
Berumer Str. 44
26844 Jemgum

INHALT

Vorwort

Wenn zwei Menschen miteinander intim werden, kennt der Volksmund dafür viele Ausdrücke: vögeln, poppen, schnackseln, ficken, es miteinander treiben, rammeln, eine Nummer schieben, jemanden vernaschen, knallen, durchnudeln, pudern, knattern, ein Rohr verlegen, jemanden besteigen, einlochen, miteinander schlafen, Liebe machen, bügeln, nageln, pimpern, drüberrutschen, knick-knack, orgeln, einen versenken, begatten, bumsen, Geschlechtsverkehr haben, sich miteinander vereinigen bzw. schlafen etc. Rein wissenschaftlich betrachtet geht es immer um dieselbe Sache: Sex!

(Fast) jeder Mensch hat ihn, braucht und träumt von ihm, freut sich ganz besonders auf und über ihn und setzt ebendiesen sogar gelegentlich gezielt ein, um sich einen persönlichen Vorteil zu verschaffen, seinen Partner zu manipulieren oder um schlichtweg Stress abzubauen. In seiner natürlichsten Form ist er Ausdruck von Liebe und Begehren dem anderen Geschlecht gegenüber, mit dem Ziel, sich zu vereinigen und „Eins" zu werden. Die Natur wäre nicht perfekt, wenn sie nicht gleichbedeutend mit diesem Wunsch die Funktion der Fortpflanzung gekoppelt hätte, denn auf diese Weise wird das Fortbestehen unserer Spezies gesichert. Sex ist unerlässlich für unser geistiges und physisches Wohlbefinden, für die zwischenmenschliche und soziale Interaktion, wie z. B. das langfristige Führen von Beziehungen, der Aufbau von Nähe und Intimität, und den Wunsch nach Familiengründung. Als wichtiger Bestandteil unseres Selbstbildes ist unsere Sexualität ein Indikator dafür, wie wir uns selbst, unseren Körper und die Welt wahrnehmen und wie befähigt wir sind, unseren Emotionen und Gefühlen Ausdruck zu verleihen.

Der schönsten Sache der Welt gehört also gebührend Aufmerksamkeit gewidmet, stimmst Du mir zu? Aber mal Hand aufs Herz: im Alltag einer sich immer rasanter entwickelnden, digitalen Welt mit immer anspruchsvolleren Forderungen nach Höchstleistung in Beruf- und Privatleben kann die Beschäftigung mit der eigenen Lust durchaus etwas in den Hintergrund rücken und zur Nebendisziplin werden. Dabei heißt es doch so schön, „Übung macht den Meister". Mach Dir keine Sorgen, auf den nachfolgenden Seiten erhältst Du zahlreiche Inspirationen, die eigene Lust zu beflügeln und die Liebe zur Leidenschaft (neu) zu entdecken. Du kommst Deinen persönlichen Wünschen und Vorlieben genauso auf die Spur, wie Du Deiner Beziehung erfolgreich eine neue Richtung geben und sie in befriedigendere und glücklichere Bahnen lenken kannst. Dabei darfst Du kreativ und experimentierfreudig sein! Wenn Du die Tipps und Tricks in diesem Buch zur Anwendung (und in die Horizontale) bringst, verspreche ich Dir aufregende, prickelnde und erotische Stunden, in denen garantiert keine Langeweile aufkommt.

Es wird schlüpfrig, spielerisch und humorvoll zugehen und garantiert nicht jugendfrei! Bist Du bereit?

Elektrisierende Worte

Vielleicht ist es Dir selbst schon passiert, dass Du in der Anfangs- und Kennenlernphase einer sich frisch entwickelnden Beziehung oder während einer einmaligen, flüchtigen Begegnung alle Anstandsregeln über Bord geworfen und Deiner aufgestauten Geilheit freien Lauf gelassen hast. Gegenseitige Anziehungskraft in beiden Fällen vorausgesetzt, ist man dabei erregt übereinander hergefallen, hat sich wild küssend die Kleider vom Körper gerissen, um sich wild keuchend und stöhnend der eigentlichen Erlösung – der körperlichen Erfahrung einer Vereinigung beider Geschlechter –, dem Höhepunkt, zu nähern. Die eigenen körperlichen und geistigen Grenzen aufbrechen zu lassen und sich mit seinem Objekt der Begierde z. B. durch Berührungen der Zunge, Schmecken des Speichels inklusive sämtlicher Schleimhäute, Ertasten der Hautoberfläche und Entdeckung der Anatomie des (noch) fremden Körpers mit allen Sinnen, das Eindringen in Körperöffnungen mit allen verfügbaren Mitteln und der Vermischung von Körperflüssigkeiten, das Einpendeln auf einen gemeinsamen Rhythmus, welcher sich mit ungezügelter Dringlichkeit und steigendem Tempo zum orgastischen Höhepunkt bewegt, zu verbinden, ist ein Erlebnis, welches oft noch Stunden danach spürbar ist und uns ein besonderes Glücksgefühl beschert.

Besonders in der Kennenlernphase einer Beziehung ist die Reizschwelle oft so gering, dass allein die Stimme, der bloße Anblick, eine Berührung, der Geruch oder die Vorstellung an die Person unserer Träume sowie die Erinnerung an eine vorangegangene Liebesnacht unsere Leidenschaft sofort entzündet. Dies findet Ausdruck in häufigem, spontanem, zügellosem, manchmal verrücktem und später nach beiderseitig beliebten Ritualen und persönlichen Gewohnheiten durchgeführtem Sex. Wie lange diese Phase anhält, ist natürlich individuell unterschiedlich und jeder, der schon einmal über einen längeren Zeitraum eine Partnerschaft geführt hat, weiß, dass Beziehungen sich während ihrer Dauer verändern. Paartherapeuten nehmen hier eine Unterteilung in vier Abschnitte vor: In der Phase des Verliebtseins haben Paare eindeutig am häufigsten Sex. In dieser ersten Phase, im Anfangsstadium einer emotionalen Verbindung, ist man neugierig und gespannt auf den anderen, sieht den Partner in einem idealisierenden Nebel auf einer Wolke ohne Fehler und Macken schweben, alles scheint perfekt zu sein. Nach einer Umfrage einer bekannten Online-Partnerbörse von 2013 hat jeder fünfte Deutsche in den ersten zwei Jahren einer Beziehung täglich Sex mit dem Partner. Vom siebten Himmel fällt man in eine anschließende Gewöhnungsphase, in der man sich gemeinsam den Höhen und Tiefen des Alltags stellen muss. In dieser Phase haben beide Partner bereits die Sonnen- und Schattenseiten des anderen kennengelernt, erste Konflikte und Streitigkeiten haben sich ereignet und beide kennen sexuelle Vorlieben und Abneigungen voneinander. Man erlebt den Sex im Alltag, neugierige Erwartungen und Hoffnungen sind durch Gewissheit und Routine ersetzt worden.

Genau in dieser Phase der Gewöhnung hängt die Qualität und Quantität des sexuellen Erlebens vom persönlichen Einsatz ab, denn hier ist es Zeit, sich die speziellen eigenen Vorlieben und die des Partners zu Nutze zu machen, um ein durchweg zufriedenes Liebesleben zu sichern. Wenn man weiß, wie man seinen Partner erregt und was einem selbst im Bett gefällt, kann man sogar in der Routine stets ein befriedigendes Ergebnis finden. Dass man nicht mehr miteinander herumexperimentieren muss und ohne Umwege den Schlafzimmerblick in den Augen des anderen mit geschickten und geübten Taten hervorlocken kann, mag als Nachteil angesehen werden, sollte aber als Vorteil genutzt werden! Hier kann es sogar noch heißer auf den Laken hergehen als in der Anfangsphase, wenn man die Vertrautheit und Nähe dafür nutzt, sich gegenseitig Wünsche zu erfüllen oder neue Dinge gemeinsam auszuprobieren.

Ist das sexuelle Verlangen eingeschlafen oder hat es sich sogar ganz verabschiedet, empfehlen Paartherapeuten die Ausrufung einer dritten Stufe, der Wiederentdeckungsphase. In dieser geht es darum, im Alltag Zeit und Raum für gemeinsame Stunden zu schaffen, sich diese bewusst einzuplanen und sich Schritt für Schritt wieder einander anzunähern. Gefüllt werden diese eigens reservierten Stunden mit gemeinsamen Gesprächen, Unternehmungen oder Zärtlichkeiten; hier ist alles erlaubt, was beiden Parteien hilft, sich emotional und körperlich näherzukommen, denn im Alltag bleibt dies häufig auf der Strecke.

In der vierten Phase wird man zusammen alt oder benennt sich einander als „Lebensabschnittsgefährten“: Plötzlich sieht man sich mit den unangenehmen Begleiterscheinungen des Älterwerdens konfrontiert und erlebt, wie sich die eigene Lust, der eigene Körper, die Gesundheit und das Wohlbefinden verändern. Wechseljahre, Erektionsstörungen und gesundheitliche Probleme wie Krankheiten oder familiäre Veränderungen können die Interaktion im Schlafzimmer beeinflussen. Dies bedeutet jedoch nicht, dass der Sex aufhört! Eine Studie zum Thema Sex im Alter der Humboldt-Universität zu Berlin verkündet erfreulicherweise, dass Männer wie Frauen zwischen dem 50. und 70. Lebensjahr durchschnittlich alle zwei Wochen Sex haben. Übrigens bekommen Frauen über 40 aufgrund jahrelanger Übung leichter einen Orgasmus und Männer über 40 sind weniger von einem frühzeitigen Samenerguss betroffen und bleiben länger standhaft. Beide Geschlechter gaben an, dass in reifem Alter Zärtlichkeiten und Nähe wichtiger sind als ausgefallene Stellungen oder wilde Experimente.

In welcher Phase Du Dich derzeit auch mit Deinem Partner befindest, möchte ich Dir jedoch ans Herz legen, Dich nicht von statistischen Angaben zur Häufigkeit sexueller Betätigung beeindrucken zu lassen, denn diese könnten fälschlicherweise interpretiert werden, um festzulegen, was normal ist und was nicht. Wir alle sind im Laufe unseres Lebens Zyklen unterworfen, die unsere Lust zeitweilig schmälern. Beruflicher Stress, Familienplanung, Krankheit, Trauer, Tod, familiäre und partnerschaftliche Konflikte, finanzielle Probleme und andere Belastungen können dafür sorgen, dass uns nach allem der Sinn steht, nur nicht nach Sex. Das ist vollkommen normal. Hinzu kommt, dass Sexualität oft ein Spiegel der Beziehung ist. Wenn Rückhalt, Unterstützung, Nähe und Kommunikation in einer Beziehung einen Mangel aufweisen, kann man nicht erwarten, dass zwischen den Kissen der Bär tobt. Sex beginnt im Kopf. Daher empfehle ich, einen offenen und ungeschönten Blick zu bewahren, um festzustellen, ob eine längere Zeitspanne mit unbefriedigendem Sex unter Umständen tiefere Ursachen hat. Sollte dies der Fall sein, sollte an den Ursachen gearbeitet werden. Ansetzen kann man hier mit offenen Gesprächen, geplanten Auszeiten vom Alltag sowie mit der Förderung von Gemeinsamkeiten – und wenn man keine Lösungen findet, sollte man professionelle Hilfe in Betracht ziehen.

Bestseller wie „Männer sind vom Mars, Frauen von der Venus" von Chris Evatt oder „Männer sind anders – Frauen auch" von John Gray reihen sich in eine Liste zahlreicher Bücher der Unterhaltungsliteratur ein, die dafür gesorgt haben, dass sich in den letzten 25 Jahren in zahlreichen Köpfen der Leser festgesetzt hat, dass Männer und Frauen überhaupt nicht zusammenpassen, weder in der Liebe noch im Bett. Dass dies so nicht stimmig ist, zeigen neueste Erkenntnisse aus der Sexualforschung, so Therapeutin Elia Bragagna. Beide Geschlechter sind sich überraschenderweise einig, was ihre Motive für Sex betrifft. Die am meisten genannten Gründe sind: 1. Man fühle sich vom Partner angezogen, 2. Der Wunsch nach körperlicher Lust, 3. Die Nähe zum Partner fühle sich gut an, 4. Man wolle dem Partner seine Gefühle zeigen, 5. Körperliche Erregung und Wunsch nach Befriedigung, 6. Geilheit, 7. Spaß am Sex und 8. Ausdruck von Liebe.

Wenn wir verliebt sind, produziert unsere Nebenniere einen Überschuss an Adrenalin, welches dafür sorgt, dass unser Blutdruck in die Höhe schießt und Organe wie Gehirn und Herz besser mit Blut versorgt werden. Unser Herz schlägt schneller und wir fühlen die berühmten Schmetterlinge im Bauch, aber auch die Wangen röten sich und unsere Pupillen werden weit, was den Eindruck des berühmten „Schlafzimmerblickes" erzeugt. Weitere Botenstoffe, von der Zirbeldrüse ausgesendet, lösen ein erotisches Verlangen nach unserem Liebsten aus und Hirnareale, die mit Euphorie, Belohnung und Motivation in Verbindung gebracht werden, werden angeschaltet. Es sind dieselben Hirnregionen, die auch im Heroin- oder Kokainrausch aktiv sind. Es ist also nicht verwunderlich, wenn wir durch hohe Dopaminwerte im Blut Schlafen und Essen vergessen und uns wie im Rausch nur noch der geliebten Person widmen möchten. Es ist auch das Dopamin, welches uns bei sexueller Erregung wie ferngesteuert weiter agieren lässt, bis die Geilheit und der Trieb im Orgasmus endet. Während viele Botenstoffe in der Verliebtheitsphase vermehrt produziert werden und uns in ein Glücksgefühl versetzen, reduziert sich der Serotonin-Spiegel, was zur Folge hat, dass Entzugserscheinungen auftreten: Wir sind traurig, wenn unser Partner nicht in der Nähe ist, und fühlen uns schlecht, wenn er nicht sofort auf unsere SMS oder unseren Anruf reagiert.

Erotische Handlungen wie Umarmen, Küssen und Streicheln lösen einen kurzzeitigen Anstieg des Hormons Oxytocin im Blut aus, welches dafür sorgt, dass in uns der Wunsch nach Bindung und Nähe aufkommt. Durch Oxytocin sind unsere Rezeptoren auf Empfang gestellt, wir riechen und schmecken unbewusst an unserem Sexualpartner, ob dieser aus evolutionsbiologischer Sicht der ideale Partner für eine Fortpflanzung darstellt. Während des Orgasmus ist die Freisetzung an Oxytocin am höchsten. Nach diesem Feuerwerk nimmt die Aktivität der Zirbeldrüse schlagartig ab, was ein großartiges Gefühl der Entspannung und Befriedigung auslöst. Wir möchten den Sex immer wieder erleben, denn die dabei ausgesendeten Endorphine sind Mittel zum Glück; sie wirken schmerzstillend, machen uns euphorisch und reduzieren Stress.

Ist die erste Phase des Kennenlernens vorbei, reduziert sich der Dopaminspiegel in einem fortschreitenden Prozess, was erklärt, dass diese erste, gemeinsame Zeit zu zweit mit überwältigender Leidenschaft und Lust nicht dauerhaft anhält und in der Bindungsphase ruhiger wird. Jetzt entscheidet sich, ob man zusammenbleibt. Hormone wie Oxytocin und Vasopressin schalten in diesem Falle auf Langzeitbindung um. Die Darstellung menschlicher Zuneigung, Liebe und erotischer Handlungen aus biochemischer Sicht ist wertvoll, um zu verstehen, was in unserem Körper passiert, aber vollständig ist das Bild damit noch lange nicht. Wir Menschen sind elektromagnetische Wesen! Unsere Zellen sind elektrisch geladene Teilchen, deren Bewegung und Zusammenspiel elektrische Felder und Ströme erzeugen. Gehirnströme kann man z. B. mittels EEG messen, mit einem EKG misst man das elektrische Signal des Herzens auf der Hautoberfläche, mit bioelektrischen Feedbackmessgeräten misst man die Aktivität des vegetativen Nervensystems etc. In erster Linie ist Sex eine energetische Handlung zweier Menschen, die ihre Energie austauschen bzw. miteinander multiplizieren. Je nachdem, mit wem wir schlafen und zu welchem Zeitpunkt, wird dabei die eigene Energie bestätigt, erhöht oder gemindert.

Mit jeder intimen Handlung geben wir geistige und körperliche Energie an den Partner ab und empfangen im Idealfall im Gegenzug auch Energie zurück. Vielleicht hast Du es bereits einmal erlebt, dass Du ein sehr schönes und aufregendes sexuelles Erlebnis hattest, welches Dich noch viele Stunden oder Tage danach begleitet hat. Es hat sich unter Umständen so geäußert, dass Du Dich noch lange nach dem Sex inspiriert und euphorisiert gefühlt hast, mit geschlossenen Augen sofort die Bilder der Begegnung vor Deinem geistigen Auge hattest und Dein Gegenüber noch Tage spüren, riechen oder fühlen konntest. Bist Du selbst ein Mensch mit einer überwiegend positiven Energie und schläfst mit einer ebenfalls geistig sehr positiv eingestellten Person, ist dies für Euch beide eine Win-win-Situation. Ist Dein Partner allerdings eher negativ, findet der Austausch zu Deinem Nachteil statt, da Dir Energie entzogen wird. Dasselbe gibt es übrigens nicht nur auf sexueller Ebene, es gibt immer Menschen, die uns Energie rauben. Wir alle kennen Personen, die, wenn wir aufeinandertreffen, stets jammern oder klagen, alles in einem schlechten Licht sehen, sich beschweren oder sich in langen Monologen ausdrücken, ohne sich nach unserem Befinden oder unserer Meinung zu erkundigen. Nach solch einer Begegnung fühlen wir uns oft kraftlos und erschöpft, da wir durch unsere Aufmerksamkeit oder anerzogene Höflichkeit dieser Person mehr Energie schenken, als wir zurückerhalten.

Wie Du siehst, ist Sex also nicht nur eine rein körperliche, chemische und emotionale Handlung, sondern auch eine energetische. Haben wir Sex ohne Gefühle, kommen unsere körperlichen Energien in Wallung und streben nach Erlösung, sind zusätzlich geistige Energien wie Zuneigung und Liebe beteiligt, kann das Erlebnis ganzheitlich für Körper und Geist als befriedigend eingestuft werden. Um Erotik und Lust anzukurbeln, aufzufrischen, auf ein höheres Level zu bringen, um maximale Befriedigung und ein glückliches Miteinander zu pflegen, braucht es keine Hexenkunst – nur Zeit, Mut und guten Willen, der körperlichen Intimität den Stellenwert zuzusprechen, welcher ihr zusteht. In Zeiten der Selbstoptimierung achten wir auf unsere Essgewohnheiten, treiben regelmäßig Sport, unterstützen unsere Gesundheit durch Nahrungsergänzungsmittel, besuchen Seminare zur Selbstverwirklichung und Wunscherfüllung, achten auf eine nachhaltige Lebensweise und ein gepflegtes Äußeres, warum also nicht etwas Zeit investieren, um das Liebesleben zu verbessern? Liebe machen stärkt das Immunsystem, die Bindung zu unserem Partner, verbrennt Kalorien, sorgt für eine gute Durchblutung der Haut und lässt uns rosig und prall aussehen, baut Stress ab und lässt uns glücklich und zufrieden sein. Brauchst Du noch mehr Argumente? Nein? Dann legen wir los mit allen Dingen, die Du wissen musst, um ein rundum aufregendes, befriedigendes und perfektes Liebesleben zu führen.

Grundregeln für gemeinsame Sexualität

Der wichtigste Schritt für eine erfüllende, körperliche Zweisamkeit ist eine offene und ehrliche Kommunikation. So einfach, wie sich dies anhört, ist es leider nicht immer, denn jeder, der in einer Beziehung ist oder einmal in einer solchen war, kann bestätigen, wie schwer mitunter Gespräche mit sensiblem Inhalt sein können und wie viel Konfliktpotential ein solches Unterfangen beinhaltet. Damit der Versuch nicht in einer vorzeitigen Denotation einer Ladung Dynamit mündet, möchte ich Dir einige wertvolle Kommunikationstipps ans Herz legen. Auch wenn Du Deinen Partner schon lange kennst und meinst, alles über ihn zu wissen, so kann Dir nur eine offene Kommunikation Gewissheit über seine geheimsten Wünsche verschaffen, denn keiner von uns kann Gedanken lesen. So wie Du Dich im Laufe des Lebens veränderst, haben sich z. B. die Bedürfnisse und Fantasien Deines Herzensmenschen verändert. Je offener und ehrlicher man miteinander redet, desto höher steigen die Chancen auf beiden Seiten, dass Fantasien, besondere Wünsche erfüllt und Ideen in die Tat umgesetzt werden und man miteinander zufriedener lebt und langfristig zusammenbleiben möchte.

LET'S TALK ABOUT SEX

♥ Schaffe für diese besondere Unterhaltung einen geschützten, angemessenen Rahmen, in dem sich beide Parteien wohl und sicher fühlen. Auf keinen Fall solltet ihr im Bett, vor oder nach einer Nummer, darüber reden, dies könnte Dein Gegenüber unter Druck setzen oder, noch schlimmer, als Kritik aufgefasst werden. Ein gemeinsamer Spaziergang oder ein romantisches Essen eignet sich z. B. eher für dieses Gespräch, welches mit liebevoller Zuwendung und Neugierde geführt werden sollte.

♥ Nimm Dir Zeit! Solch ein wichtiges Thema bespricht man nicht zwischen Tür und Angel, auch sollte kein Zeitdruck herrschen. Du solltest Deinen Partner vorab informieren, wann und worüber Du sprechen möchtest, damit Du ihn nicht überrumpelst. Wenn Du dabei geheimnisvoll bist und verführerisch auftrittst, erzeugst Du bereits im Vorfeld auf der anderen Seite eine positive Erwartungshaltung.

♥ Lass Dich während der Unterhaltung nicht ablenken. Zeige Deinem Partner, wie wichtig Dir das Thema ist, und lass die Finger vom Telefon, schiele nicht nach der Tageszeitung oder anderen Dingen. In diesem Moment zählt nur eure Zweisamkeit.

♥ Halte Augenkontakt und achte auf Deine Körpersprache. Wende Dich Deinem Partner zu und sieh ihn an, wenn ihr miteinander redet. Nur so kannst Du kleinste Gefühlsregungen oder Gesichtsausdrücke deuten. Unterstreiche Deine Worte mit kleinen Gesten wie Berührungen oder Zärtlichkeiten.

♥ Verwende „Ich"-Botschaften anstelle von „Du"-Botschaften. Dies ist besonders wichtig, falls sich schon Frust im Schlafzimmer aufgebaut hat. Anstatt „Du willst immer nur im Bett Sex haben", sagst du, „Ich fände es sehr aufregend, wenn wir auch mal an einem anderen Ort miteinander schlafen würden". Damit das Gespräch nicht in gegenseitigen Vorwürfen endet, die im Streit enden, formuliere immer so, dass Du Deine Gefühle und Ideen an den Anfang stellst.

♥ Finde den richtigen Zeitpunkt für ein Gespräch über Sex. Wenn Du zu Beginn merkst, dass sich das Gespräch schnell in einen handfesten Streit wandelt, weil Dein Partner z. B. aufgrund eines kürzlichen Konfliktes noch wütend auf Dich ist und ihr vom Hündchen zum Stöckchen kommt, um am Ende über ein ganz anderes Thema zu diskutieren, dann ist der Zeitpunkt schlecht gewählt. In diesem Falle solltet ihr einen neuen Zeitpunkt vereinbaren.

♥ Geh behutsam vor. Überfordere Deinen Herzensmenschen nicht! Wenn es sich um einen ausgefallenen Wunsch oder eine Sexpraktik handelt, dann taste Dich langsam an das Thema heran, indem Du z. B. erklärst, was Du damit verbindest und warum es auf Dich so erregend wirkt.

♥ Höre aufmerksam zu! Dies soll kein Monolog werden. Dein Partner hat genauso viel Redezeit wie Du verdient, ferner unterbrich ihn bitte nicht. Versuche, die Kernbotschaften seiner Rede zusammenzufassen, und lass Dir von ihm bestätigen, dass Du es richtig verstanden hast. So vermeidest Du Missverständnisse.

♥ Stelle Fragen! Stelle präzise Rückfragen und ja, auch die Peinlichen! Frag ohne Umwege nach Dingen, die Dich interessieren. Nur so findest Du heraus, was Dein Partner denkt und fühlt und was ihn antreibt. So könnte ein komplett anderer Grund hinter einem Problem stehen, wie z. B. der Wunsch nach einer ordentlicheren Intimrasur oder eine einsetzende Monatsblutung als Ursache für wenig oder gar keinen Oralverkehr.

♥ Sei bereit zu Kompromissen! Überlegt gemeinsam, wie ihr einen Schritt aufeinander zugehen könnt. Möchte z. B. einer beim Sex Festbeleuchtung im Schlafzimmer, um möglichst alles zu sehen, der andere aber lieber im Dunkeln turnen (weil er sich vielleicht nicht wohl in seinem Körper fühlt), dann könnte ein Kompromiss sein, dass sich der Lichtliebhaber die Augen mit einem halbseidenen Tuch verbinden lässt, wodurch die Kulisse schemenhaft wahrgenommen werden kann und sich sein Partner aufgrund mangelnder Sicht auf die Problemzonen sicherer fühlt.

♥ Gib Deinem Liebling Bedenkzeit! Wenn sich ausgefallene Dinge gewünscht werden, kann es vorkommen, dass dies überraschend kommt oder noch gänzlich neu ist. Daher gib ihm Zeit, sich zu informieren und darüber nachzudenken.

♥ Räume Unsicherheiten aus dem Weg. Wenn Du merkst, dass Angst und Unkenntnis die Mutter der Ablehnung gegenüber einer Praktik oder einem Spiel sind, dann bereite Dich gut vor. Wenn Du selbst keine Antworten hast oder nicht genau weißt, wie es geht, dann verstärkst Du unter Umständen die Unsicherheit. Je besser Du vorbereitet bist, desto mehr Antworten kannst Du geben. Alternativ könntet Ihr Euch darauf einigen, gemeinsam Erkundigungen einzuholen und euch gemeinsam dem Thema zu widmen, wenn es Experimente in neue Gebiete der Lust betrifft.

♥ Vermeide indirekte und direkte Drohungen, wie z. B. „Wenn Du dies oder jenes nicht mitmachst, dann ...“. Selbst wenn sie im Spaß ausgesprochen werden, können solche Sätze großen Schaden anrichten. Schließlich wollt Ihr Euch in der Beziehung näherkommen und nicht entzweien.

♥ Trefft klare Vereinbarungen. Um konkrete Pläne und Wünsche in die Tat umzusetzen, überlegt gemeinsam, wann, wo und was stattfinden soll. Vielleicht kennst Du die Situation, dass man viel miteinander redet und am Ende ist man immer noch nicht schlauer, wie man den ersten Schritt machen soll. Daher findet am Ende des Gesprächs oder in den darauffolgenden Tagen und Wochen einen gemeinsamen Plan zur Durchführung.

♥ Was tun bei Scham und Schüchternheit? Wenn Du merkst, dass es große Schwierigkeiten gibt, sich über das Thema Sex auszutauschen, weil z. B. die richtigen Worte fehlen, religiöse, gesellschaftliche oder soziale Prägungen vorliegen oder weil die Scham über individuelle sexuelle Bedürfnisse zu groß ist, dann empfiehlt es sich, ein intimes Büchlein anzulegen. In dieses Büchlein – welches selbstverständlich nur für vier Augen bestimmt ist – könnt ihr eure Ideen und Wünsche aufschreiben. Lest gegenseitig eure Zeilen und wenn ihr mögt, antwortet darauf. Wenn ein Partner merkt, der andere läuft nicht schreiend davon, sondern gibt sogar noch ein zustimmendes Wort, kann man bald darüber reden. Grundsätzlich mach Dir bewusst, dass Scham und Schüchternheit oft auf Angst vor Ablehnung beruht. Wenn Du Deinem Herzensmenschen signalisierst, dass Du ihn auch dann liebst, wenn er heimlich davon träumt, dass Du im Batman bzw. Batwoman-Kostüm vom Schlafzimmerschrank springst, dann fällt es ihm leichter, sich zu öffnen.

♥ Gespräche über Sex sollten keine einmalige Veranstaltung sein. Eine fortlaufende und liebevolle Kommunikation ist sinnvoll, um sich gegenseitig Feedback zu geben, was z. B. von den umgesetzten Handlungen besonders schön oder weniger schön war, um neue Ideen zu teilen und um sich gemeinsam den im Leben fortschreitenden Bedürfnissen, Umständen oder körperlichen Befindlichkeiten zu stellen.

FRAGEN, DIE DU DEINEM PARTNER IMMER EINMAL STELLEN WOLLTEST

Das Gespräch über Sex läuft nicht so, wie Du es Dir vorgestellt hast, oder Du bist Dir nicht sicher, wie Du Deinem Partner wichtige Informationen entlocken kannst? Kein Problem, mit diesen Fragen bekommst Du alle Antworten, die Du schon immer einmal von Deinem Liebsten wissen wolltest:

- Würdest Du mit einer Dir vollkommen fremden Person schlafen?
- Wäre es aufregend für Dich, anderen Personen beim Sex zuzusehen?
- Wie oft denkst Du an Sex?
- Merkst Du, dass ich Dich begehre?
- Woran merkst Du, dass ich Dich begehre?
- Was findest Du besser, Sex mit oder ohne Emotionen?
- Magst Du Quickies?
- Was findest Du an mir besonders attraktiv?
- Was findest Du an Dir selbst attraktiv?
- Gibt es etwas an Deinem Körper, das Du nicht magst?
- Wenn ich einmal keine Lust auf Sex mit Dir habe, bist Du dann enttäuscht? Nimmst Du es persönlich oder verstehst Du mich?
- Was findest Du generell an Mann/Frau erotisch?
- Kannst Du Dir vorstellen, in der Öffentlichkeit Sex zu haben? Was wäre, wenn man uns dabei erwischen würde?
- Welche Art von Pornofilmen turnen Dich besonders an?

- Welche Szene aus einem Pornofilm möchtest Du einmal nachspielen?
- Erinnerst Du Dich noch an eine Begebenheit, wo wir besonders aufregenden Sex hatten? Wenn ja, was hat Dir damals so gut gefallen?
- Kannst Du Dich noch an unser erstes Mal erinnern? Wie fühltest Du Dich damals?
- Gibt es etwas, was Du beim Sex als abnorm oder pervers bezeichnen würdest?
- Hast Du eine Lieblingsstellung? Wenn ja, warum ist es Deine Lieblingsstellung?
- Was ist für Dich der schönste Moment beim Sex?
- Hast Du eine geheime Fantasie?
- Was wolltest Du schon immer einmal im Bett probieren, hast es aber noch nie jemandem erzählt?
- Wenn Du masturbierst, wie und wo berührst Du Dich?
- Würdest Du Dich schämen, wenn ich Dir bei der Selbstbefriedigung zusehe?
- Möchtest Du mir bei der Selbstbefriedigung zusehen?
- Kannst Du erraten, ob ich eine geheime Fantasie habe? Was denkst Du, worum handelt es sich?
- Gibt es etwas, was Dich total abturnt?
- Habe ich schon einmal etwas gemacht oder gesagt und Deine Lust war daraufhin wie weggeblasen?
- Könntest Du Dir vorstellen, mit anderen Personen Sex zu haben, während ich dabei bin?

- Könntest Du Dir vorstellen, dass uns andere Menschen beobachten, während wir Sex haben?
- Was ist für Dich „Blümchensex“ bzw. normaler Sex?
- Findest Du „Blümchensex“ langweilig?
- Könntest Du Dir vorstellen, im Bett dominant zu sein?
- Könntest Du Dir vorstellen, im Bett unterwürfig zu sein?
- Was hältst Du von Sexspielzeugen?
- Wäre es Dir peinlich, in einen Sex-Shop zu gehen? Würdest Du lieber allein gehen oder mit mir zusammen?
- Hättest Du Interesse, eine Erotikmesse zu besuchen?
- Was ist perfekter Sex für Dich?
- Weißt Du, was mich schnell und sicher erregt?
- Was erregt Dich schnell und ohne Umwege?
- Wie denkst Du über Sex ohne Vorspiel?
- Meinst Du, man hat im Alter automatisch weniger und schlechteren Sex? Wenn ja, warum?
- Findest Du mich noch so attraktiv wie am Anfang unserer Beziehung?
- Der perfekte Ort für Dich, um Sex zu haben?
- Die perfekte Tageszeit für Dich, um Sex zu haben?
- Glaubst Du, man kann sein Liebesleben auffrischen und wieder aufregend gestalten?
- Welche Kleidung findest Du an mir besonders erotisch?

- Gibt oder gab es Momente, wo ich etwas getan oder gesagt habe und Du hättest mich am liebsten gleich angesprungen? Was genau habe ich getan oder gesagt?
- Hättest Du Hemmungen, „Dirty Talk“ zu probieren?
- Was würdest Du Dich beim Sex niemals trauen?
- Angenommen, du hättest 1 Stunde Zeit mit einem Callboy oder einer Prostituierten, der bzw. die alles machen würde, was Du verlangst. Wirklich alles. Und niemand würde es je erfahren. Was würdest Du machen wollen?
- Was war Dein peinlichstes Erlebnis beim Sex?
- Gibt es etwas, was Dich beim Sex ekelt?
- Hast Du das Gefühl, Du hättest sexuell etwas verpasst? Fühlst Du Dich unter Umständen jetzt zu alt dafür?
- Kannst Du Dich beim Sex gehen lassen? Was verhindert, dass Du Dich gehen lässt?
- Möchtest Du beim Sex lieber aktiv oder passiv sein?
- Findest Du Sex nach einem Streit besonders aufregend?
- Ist Sex für Dich eine Möglichkeit, zu entspannen?
- Könntest Du Dir vorstellen, ein sexuelles Rollenspiel zu spielen? Wenn ja, in welche Rolle würdest Du gern schlüpfen?
- Gefällt es Dir, beim Sex härter angefasst zu werden?
- Hast Du lieber Sex in einem hellen oder dunklen Raum? Warum?
- An welchen Körperstellen wirst Du am liebsten berührt?

- Gibt es Körperstellen, an denen Du eine Berührung als unangenehm empfindest?
- Worauf könntest Du beim Sex verzichten?

ERLAUBT IST, WAS GEFÄLLT

Wir leben zweifelsohne in einer sexualisierten Gesellschaft. Nackte Haut und eindeutige Posen springen uns von Plakatwänden, Internetseiten und aus Hochglanzzeitungen entgegen, an Litfaßsäulen hängen Ankündigungen für die nächste Erotik-Messe, in Filmen sehen wir Menschen unverhüllt miteinander kopulieren und in der Werbepause beginnt schon am Vormittag die Werbung für Erotik-Versandhäuser und deren Spielzeuge. Kleinkinder werden bereits im Kindergarten mit einer frühkindlichen Aufklärung gequält und in der Schule wird im Biologieunterricht jegliche Art von menschlicher Sexualität in allen Variationen detailliert besprochen. Erotische Dating-Portale im Internet haben Hochkonjunktur, untervögelte Hausfrauen suchen Seitensprünge, vernachlässigte Ehemänner eine Bratkartoffelaffäre, Paare einen Dritten im Bunde oder einen Club zum Nacktsaunieren, Beobachten oder Mitmachen, Partys vergeben Tickets für Gruppensport, Nachbarn suchen Nachbarn zum Zuschauen und Cliquen bieten Einzelpersonen Rutschfahrten der besonderen Art. Spielarten und Praktiken gibt es in jeder erdenklichen Art. Dubiose Umfragen einschlägiger Kondomhersteller und Sexportale verkünden stolz, wie oft und mit welchen Mitteln mit absoluter Sicherheit ein Orgasmus der Superlative erreicht wird und welches Sextoy in keinem Schlafzimmer fehlen darf und spätestens nach dem Kassenschlager „Fifty Shades of Grey" gehöre ein Seil in jede Handtasche.

In dieser Werbe- und Propagandamaschinerie ist es gar nicht so einfach, den eigenen Weg zur Lust zu finden. Seitdem z. B. in der Überzahl aller Pornofilme Analverkehr die Missionarsstellung abgelöst hat, wünschen sich laut einer Schweizer Umfrage 39 % der Männer regelmäßig den Eintritt durch die Hintertür, wobei die Damen weitaus zurückhaltender sind, nur 12 % hätten gern regelmäßig Analsex. Ob dies vielleicht daran liegt, dass die heutige Pornoindustrie eindeutig auf die männlichen Zuschauer abzielt? Was ich damit sagen möchte, gesellschafts- und sozialpolitisch kann man mit vielen Mitteln manipuliert und beeinflusst werden. Je öfter wir etwas lesen, hören oder sehen, desto schneller geht die Information in unser Unterbewusstsein, wo sie sich durch die ständigen Wiederholungen als Wahrheit oder Norm festsetzt. Wir akzeptieren die Information, ohne kritisch darüber nachgedacht zu haben. Daher ist der erste Ratschlag, zunächst in sich selbst zu hören, wenn es darum geht, eigene Vorlieben und erotische Fantasien ausfindig zu machen. Erlaubt ist alles, was (allen Beteiligten) gefällt und sich im Bereich der Legalität bewegt. Was Freunde, Nachbarn oder Kollegen im Schlafzimmer machen und was gerade „angesagt" ist, sollte Dich nicht beeinflussen, es sei denn, es erscheint in einem für Dich aufregenden, verheißungsvollen Licht. Wenn Deine Freunde und Kollegen z. B. eine Praktik ablehnen, die Du sehr liebst, dann solltest Du schlichtweg darauf pfeifen, was andere davon halten. Es ist Dein Sexualleben und auch nur Du und Dein Partner entscheiden, was schön ist und was nicht.

Wie findet man nun im Weiteren am besten heraus, welche Vorlieben man hat und mit welchen Spielen man sein Sexleben aufregender gestalten kann? Nun, dazu muss man sich zwangsläufig mit Sex beschäftigen und das gesamte Feld mit allen Spielvarianten – zumindest geistig – einmal bewandern. Dazu eignen sich erotische Romane und Kurzgeschichten sowie Fachliteratur, erotische Hörbücher, anspruchsvolle Sexfilme, der Gang durch einen Sexshop oder das Stöbern in einem Online-Versand und die Beschäftigung mit den zahlreichen Kategorien der pornografischen Industrie und sexuellen Praktiken. Jüngst erreichen uns Berichte von Personen, die intimen Verkehr mit Modellflugzeugen oder Plastikautos pflegen (Objektophilie), ja, sogar den Koitus mit Bäumen gibt es schon

(Dendrophilie). Du siehst also, es gibt nichts, was es nicht gibt. Erlaubt ist (fast) alles, was einen Lustgewinn verspricht, erregt und Spaß macht. Hier eine nur kleine Auswahl bekannter und weniger bekannter Sexpraktiken:

- **Bondage** (Sexuelle Lust durch Fesselspiele)
- **Podophilie** (Fußfetischismus)
- **Voyeurismus** (Andere beim Sex beobachten und selbst gesehen werden)
- **Cisvestismus** (Vorliebe für besondere Kleidung oder Kostüme, z. B. Latex)
- **Masochismus** (Vorliebe für das Erleben von Schmerzen)
- **Claustropholie** (Vorliebe für Sex in kleinen Räumen)
- **Autonepiophilie** (Erwachsene spielen die Rolle eines Kleinkindes)
- **Erotophonie** (Lust an Telefonsex mit einer fremden Person)
- **Gymnophilie** (Lust am Nacktsein, FKK)
- **Laktation** (Vorliebe für das Trinken von Milch an der Brust einer Frau)
- **Menophilie** (Vorliebe für Sex mit Frauen, die ihre Periode haben)
- **Narratophilie** (Erregung durch erotische Gespräche, „Dirty Talk“)
- **Olfaktophilie** (Vorliebe für das Riechen an getragener Unterwäsche oder Füßen)
- **Teledildonik** (Cybersex mit fiktiven Charakteren)
- **Urophilie** (Lust durch Spiele mit Urin)
- **Zelophilie** (Lust durch Erzeugen von Eifersucht)

Der Vollständigkeit halber soll an dieser Stelle erwähnt sein, dass der Gesetzgeber in Deutschland folgende Handlungen unter Strafe stellt und diese dem Gesetz nach illegal sind:

✘ Sex mit minderjährigen Personen, die das 14. Lebensjahr noch nicht vollendet haben.

✘ Sex mit Schutzbefohlenen minderjährigen Personen durch Lehrer, Betreuer, Trainer etc.

✘ Inzest: Sex mit Eltern, Geschwistern etc. Ausnahme bildet hier der Geschlechtsverkehr unter Cousins und Cousinen.

✘ Sex mit einer Person, die schläft, bewusstlos oder wehrlos ist.

✘ Sex unter Zwang oder Drohung.

✘ Sex unter Ausnutzung einer Notlage.

✘ Sex mit Tieren (Sodomie).

EIGENE GRENZEN SETZEN UND DIE DES ANDEREN RESPEKTIEREN

Es versteht sich von selbst, dass die Grenzen der persönlichen Erotik sehr individuell und unterschiedlich ausfallen können. Was Du akzeptierst und für machbar hältst, muss nicht zwangsläufig von Deinem Partner geteilt werden. Jeder hat ein Recht auf seine Grenzen und in einer gesunden Beziehung sollten diese respektiert und geachtet werden. Eine Grenzüberschreitung ohne gesonderte Erlaubnis stellt eine Respektlosigkeit und Nichtachtung dar. Wenn etwas geschieht, wobei Du Dich unwohl fühlst oder das gegen Deinen Willen ausgeführt wird, wird eine Grenze überschritten. Da im Eifer des Gefechts eine Äußerung des Missfallens untergehen kann oder man nicht immer einschätzen kann, ob etwas ernst gemeint ist oder z. B. Teil eines Rollenspiels ist, sollte man im Vorfeld sehr deutlich über seine Grenzen sprechen und sich dem anderen mitteilen.

Befindet man sich in einem sexuellen Experiment und kennt seine Grenzen selbst nicht genau, sollte man gemeinsam eine Losung, ein Erkennungszeichen oder eine Parole vereinbaren, die anzeigt, dass man sich einer Grenzüberschreitung nähert. Wird diese Parole ausgesprochen, ist sofort Einhalt zu gewähren. Eindeutige Verletzungen Deiner Souveränität sind alle Arten von Gewalt (vorausgesetzt, sie gehört nicht zu einer sadomasochistischen Vorliebe): verbale Beleidigungen und Bedrohungen, erzwungener Geschlechtsverkehr, Einforderung von Sex in Variationen, die Du nicht magst, Androhung körperlicher Gewalt und generell jegliche Arten von körperlicher Gewalt, wie Schläge, Tritte, Verletzungen, etc.

Über Grenzen zu sprechen mag schwerfallen, wenn man den eigenen Wert an der Meinung oder Bestätigung der Außenwelt festmacht. Anstatt im Inneren nach Selbstakzeptanz und -liebe zu streben, suchen wir im Außen nach Signalen, die uns zeigen, dass wir gefallen und uns richtig verhalten. Diese Rechnung kann auf Dauer niemals aufgehen, denn keiner kann sich stets selbst verleugnen oder verrenken, um es einer anderen Person recht zu machen. Eine ureigene Angst steht dahinter, nicht zu genügen. Um die eigenen Grenzen zu kennen, musst Du sehr genau wissen, was Dir guttut und was Du Dir wünschst. Ein erster Schritt in diese Richtung könnte sein, dass Du Dir selbst mit mehr Wertschätzung und Akzeptanz begegnest und etwas unternimmst, um Dein Selbstbewusstsein zu stärken.

Mach Dir Deine eigenen Stärken und Talente bewusst. Wenn Du Dich selbst und Dein inneres Wesen nicht respektierst, wie kannst Du erwarten, dass es jemand anderes tut? Zu einer praktizierten Selbstliebe gehört auch, dass Du Dich mit Menschen umgibst, die Dich wertschätzen, Dich unterstützen und Dich so mögen, wie Du bist.

Sollte Dein Partner drohen, Dich zu verlassen oder sich anderweitig umzusehen, wenn Du dies oder jenes nicht mitmachst, dann wird ebenfalls eine Linie überschritten. Spätestens zu diesem Anlass ist es an der Zeit, ernsthaft darüber nachzudenken, ob diese Person die Richtige für Dich und Dein Leben ist.

Sex: Faszination, Leid & Lust

Eine süddeutsche Redewendung besagt, „Von hinten sehen wir alle gleich aus, nur von vorn passen wir zusammen“, und bezieht sich auf die eindeutigen anatomischen Unterschiede zwischen Mann und Frau. Aus diesen ergeben sich auch die ein wenig voneinander abweichenden Lustpunkte und erogenen Zonen. Zunächst lass uns das Offensichtliche feststellen: Beim Mann sind wichtige Fortpflanzungsorgane äußerlich angebracht, ganz im Gegensatz zur Frau. Der Mann verfügt über einen Penis (auch bekannt unter Lustkolben, Schwanz, Pimmel, Schniedelwutz, Latte, Lanze, Wurm, Lümmel, Nudel, Rohr, Prügel, Riemen, Johannes, Jonny, Rute, Zauberstab, Flöte, Dödel, Piephahn, Pinsel, Nille, Knüppel, Stange etc.) und einen Hodensack, in dem die Hoden (alias Kronjuwelen, Gemächt, Eier, Klöten, Testikel, Bälle etc.) ihr Zuhause haben. Im Inneren des Unterleibs befinden sich weitere Werkzeuge für die Reproduktion, wie Nebenhoden, Samenleiter, Samenbläschen, Prostata und Cowper-Drüsen.

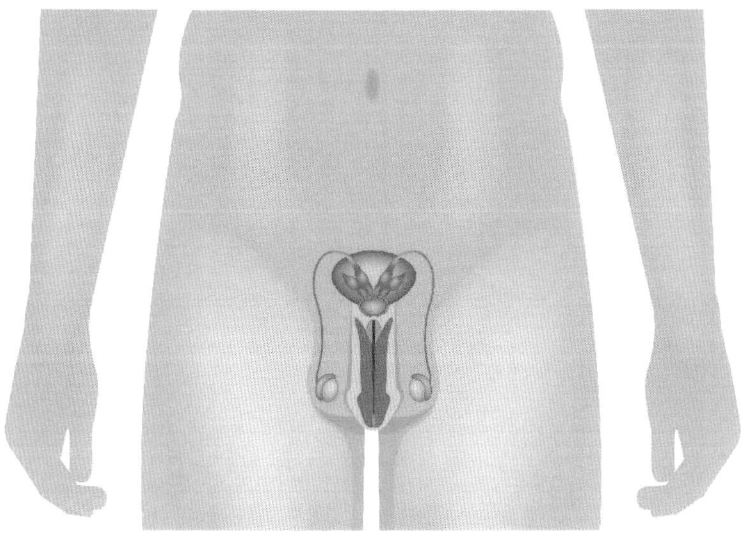

Die Hoden sind Produktionsstätten der Spermien, in denen bei einem jüngeren, gesunden Mann täglich nahezu 130 Mio. kleine Soldaten vom Band laufen. Biologisch hat die Verlagerung dieser riesigen Armee in den Außenposten Hodensack einen plausiblen Grund: Bei einer durchschnittlichen Körpertemperatur von 37°C wäre es den Spermien im Inneren des Unterleibs viel zu warm, denn sie mögen es deutlich kühler. Vom Hodensack wandern sie in den Nebenhoden, unterliegen dort einem weiteren Reifeprozess und warten dort auf ihren nächsten Einsatz. Kündigt sich dieser – also der Orgasmus mit gewöhnlich einhergehendem Samenerguss – an, schwimmen die Soldaten über die Nebenhoden und Samenleiter in die Harnröhre im Inneren des Penis, von der sie dann im Moment der Ejakulation mit 17 km/h herausgeschleudert werden. Die letzte Etappe dieser rasanten Fahrt durch die Harnröhre geht durch die Eichel, welche bei einem unbeschnittenen Mann mit einer Vorhaut versehen ist. Jeder Samenerguss hat zwischen zwei und sechs Milliliter Ejakulat (was im Durchschnitt etwa einem Viertel Schnapsglas entspricht). Pro Milliliter sind zwischen 30 und 200 Mio. Spermien enthalten. Trainiert man(n) oft und regelmäßig, kann die Spermienmenge geringer ausfallen; nach längeren Pausen und Enthaltsamkeit kann sich die Spermienmenge bei Wiedereinsatz deutlich erhöhen.

Ein Teelöffel Sperma hat ca. 5 kcal und besteht aus einem Gemisch von Fruchtzucker, Hormonen sowie Proteinen. Eindeutiges Zeichen einer sexuellen Erregung beim Mann ist neben der Erektion, bei der die Durchblutung des Penis erhöht wird, er dabei steif wird, sich aufrichtet und deutlich an Größe zulegt, der sogenannte „Lusttropfen". Dieser kleine Vorbote ist eine durchsichtige, basische Flüssigkeit der Cowper-Drüsen, die durch die Harnröhre geschickt wird, um den Kanal von sauren Urinrückständen zu reinigen und gleichzeitig zu „ölen", um den durchschießenden Spermien die Fahrt zu erleichtern.

Die weiblichen Sexualorgane sind– im Gegensatz zu den männlichen – äußerlich nicht gleich zu erkennen: Dazu gehört der Scheidenvorhof, welcher auch an die Harnröhre anschließt und von kleinen, innen liegenden Schamlippen umschlossen wird. Vorn zwischen den kleineren Schamlippen ist die Klitoris (auch Kitzler genannt) ansässig, welche im Prinzip wie der Penis aufgebaut ist und mit Schwellkörpern ausgestattet ist, die sich bei sexueller Erregung und Stimulation deutlich vergrößern. Die natürliche Schambehaarung wächst auf dem Schamhügel, der auch als Venushügel bezeichnet wird. Zwischen den kleinen Schamlippen liegt hinter dem Scheidenvorhof Richtung Anus der Scheideneingang, der bei einer Unberührtheit noch mit einem Jungfernhäutchen geschützt ist. Diese äußeren Geschlechts- und Sexualorgane werden von großen Schamlippen begrenzt und umschlossen. Die Verbindung zwischen Geschlecht und Anus wird bei Mann und Frau als Damm bezeichnet. Im inneren Gewebe der vorderen Scheidenwand liegt der sagenumwobene G-Punkt: Als hochsensibles Organ ist er für besonders intensive Orgasmen verantwortlich und kann bei Stimulanz eine Flüssigkeit absondern, über die man umgangssprachlich von weiblicher Ejakulation spricht.

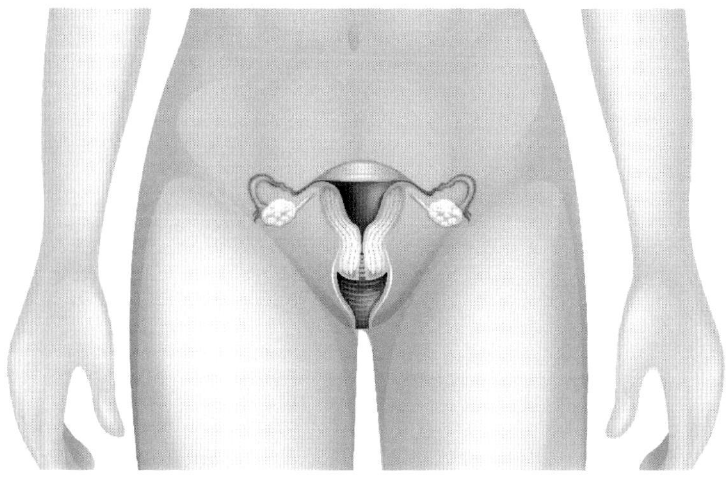

So wie der „Lusttropfen“ bei Erregung des Mannes austritt, liegen innerhalb des Scheidenvorhofs bei der Frau Ausgänge der sogenannten Bartholin-Drüsen, welche ein Sekret absondern und die Scheide befeuchten. Das ist aber noch nicht alles. Es versteht sich von selbst, dass eine Frau durch ihre Fähigkeit, schwanger zu werden und ein Kind auszutragen, noch mehr Organe vorhanden sein müssen: Die Vagina (im Volksmund auch als Schnecke, Muschi, Möse, Ritze, Loch, Schlitz, Pflaume, Muschel, Lustgrotte, Dose, Einflugschneise, Brunnenwiese, magisches Dreieck, Pussi, Schwanzgarage, Votze oder Wurlitzer bezeichnet) verläuft im Inneren des Unterbauches durch den Muttermund in die Gebärmutter, an der rechts und links die Eileiter und Eierstöcke angrenzen.

Anhand dieser kleinen, anatomischen Zusammenfassung lässt sich schon erahnen, dass es unterschiedliche Lustpunkte und erogene Zonen bei Mann und Frau gibt, aber auch Gemeinsamkeiten, die wir jetzt genauer unter die Lupe nehmen.

EROTISCHE LUSTPUNKTE BEI MANN UND FRAU

Jeder Mensch hat ein individuelles Empfinden, daher kann sexuelle Erregung von jeder Person anders gespürt werden. Dennoch gibt es ein paar Anhaltspunkte, wie sich sexuelle Erregung bemerkbar macht, und vielleicht kennst Du sie auch nur zu gut: aufsteigende Hitze oder Kribbeln im Unterleib, ein warmes, wohliges Gefühl, welches sich im Becken breit macht, vielleicht eine Anspannung von Muskeln und Bändern und ein Anschwellen und Feuchtwerden der Geschlechtsteile. Wenn wir geil werden, steigt der Blutdruck und der Puls geht schneller. Durch diesen Umstand werden die Genitalien besser durchblutet. Bei der Frau verwandeln sich Schamlippen mitunter von blassrosa in eine dunkelrote Farbe, die Klitoris und die Schamlippen vergrößern sich, der Scheidengang weitet sich und wird befeuchtet. Die Schwellkörper im Penis füllen sich und es entsteht eine Erektion, der Penis wird steif und hart, es können die ersten „Lusttropfen" aus der Harnröhre treten. Brust und Brustwarzen können bei beiden Geschlechtern auf eine erotische Zuwendung wie Küssen, Lecken, Saugen, Kneten, Zwirbeln, Massieren, Vereisen und Erhitzen reagieren; hier können sich die Brustwarzen verkleinern, hart werden und sich „aufstellen".

Der Grund, warum sich erogene Zonen von Mensch zu Mensch unterscheiden und der eine etwas als sehr lustvoll, der andere als unangenehm oder sogar als Lustkiller empfindet, liegt darin begründet, dass das Erleben der eigenen Körperwahrnehmung teils angeboren und mit persönlichen Erfahrungen verknüpft wird. Frühkindliche Erfahrungen, wie z. B. der Hautkontakt mit der Mutter, das Stillverhalten oder die Umerziehung von Windeln aufs Töpfchen haben Einfluss auf die Wahrnehmung der eigenen Sinne und die sexuelle Entwicklung. Jemand, der z. B. elterliche Zuwendung nur in Form von Berührungen ohne Zärtlichkeit, Wärme und spielerischen Umgang erfahren hat, wird später keine angenehmen Gefühle mit einem Hautkontakt verbinden als jemand, der häufig Streicheleinheiten ausgesetzt war.

Die (in der Regel) wichtigsten Lustpunkte für den Mann:

♥ Der Penis und die Eichel sind besonders sensibel und empfänglich für Reize; insbesondere die Verbindung zwischen Vorhaut und Eichel auf der Unterseite des Penis freut sich über jegliche Aufmerksamkeit wie Küssen, Streicheln, Reiben, Lecken, Saugen, Massieren und die Penetration.

♥ Der Penisschaft, also der Teil des Glieds, welcher den Penis mit dem unteren Bauchbereich verbindet, ist ebenfalls hochsensibel und reagiert auf Berührungen jeglicher Art mit einer Luststeigerung.

♥ Der Bereich zwischen Hoden und Anus ist mit unzähligen Nerven durchzogen und gilt als eine besonders erogene Zone. Für Männer ist dieses Gebiet sehr intim und mit zahlreichen Vorstellungen aus der homosexuellen Liebe belastet, daher sollte man sich sehr behutsam diesem Bereich nähern. Wird hier eine intime Berührung zugelassen, kann dies intensive Lustgefühle hervorbringen. Der Damm kann sanft mit Gleitgel massiert oder mit der feuchten Zunge bearbeitet werden.

♥ Die Hoden selbst werden für gewöhnlich etwas vernachlässigt, sind aber ebenfalls für sanfte Berührungen empfänglich, besonders mit Zunge und Lippen kann man hier etwas herumexperimentieren. Hier gilt: weniger ist mehr; jeder starke oder unachtsame Zugriff kann als unangenehm empfunden werden und dafür sorgen, dass sich diese beleidigt in die Leiste zurückziehen.

♥ Als Geheimtipp zur maximalen Luststeigerung ist die Prostata zu nennen. Zwar etwas heikel, da diese im inneren Körperbereich zwischen Harnblase und Beckenboden liegt, aber dennoch sehr einfach zu finden: Wird ein Finger in den Anus eingeführt und sich vorsichtig Richtung

Blase bewegt, ertastet man eine rundliche Verdickung. Wenn diese Drüse durch leichten Druck oder eine Massage gereizt wird, kann dies allein beim Mann bereits einen Orgasmus auslösen. Für diesen Job kann man auch einen Analvibrator benutzen. Hier sollte man sich von seinem Fingerspitzengefühl leiten lassen, besonders vorsichtig vorgehen und vor Einführung eines Spielzeugs oder den Fingern den Anus behutsam weiten und feucht halten, z. B. mit Gleitmitteln.

♥ Die Innenseite der Oberschenkel ist ferner sehr reizempfänglich, besonders, wenn man sich beim Vorspiel mit seinen Berührungen in Richtung der Geschlechtsteile aufwärts bewegt. Bei der Penetration sanft massiert, erweitert diese Berührung das Erlebnisspektrum des Mannes.

♥ Der Bauch beherbergt im unteren Bereich die inneren Geschlechtsorgane und -drüsen, daher solltest Du ihn unbedingt in das Liebesspiel einbeziehen. Küsse, feuchte Berührungen mit der Zunge und Streicheleinheiten im unteren Bauchbereich und der Lenden sorgen rasch für einen Schauer, der über den Rücken läuft, und für eine wohlige Gänsehaut.

♥ Alle weiteren erogenen Zonen sind nicht mehr im Intimbereich und sprechen ganz individuell auf Berührungen an: Hier sind der Rücken und Nackenbereich des Mannes zu nennen sowie der Bereich um das Steißbein. Es darf nach Belieben massiert und geküsst werden, geleckt oder mit den Brüsten berührt werden.

Die (in der Regel) wichtigsten Lustpunkte der Frau:

♥ Die Brust: Ach ja, da war ja noch etwas Entscheidendes, was optisch den Unterschied zwischen Adam und Eva ausmacht. Der Busen ist sehr empfindlich und hat einen direkten Draht zu den Genitalien einer Frau. Der Brustwarzenvorhof, also der Bereich um die Brustwarzen, die Brustwarzen selbst, der Hautbereich unter der Brust und die Seiten sind über fordernde Berührungen überglücklich. Dabei kann zärtlich liebkost, geküsst, gesaugt, geknabbert, massiert, geleckt und intensiv angefasst werden, manche Frauen mögen es sogar, wenn man die Brüste etwas härter bearbeitet. Einige Frauen bekommen schon von der Beschäftigung mit ihrer Brust einen Orgasmus.

♥ Die Klitoris, auch Kitzler, ist so empfindlich wie die Eichel des Mannes und kann durch sanfte Stimulation sehr schnell in einem Orgasmus münden. Dass die Klitoris dabei etwas anschwillt, ist normal. Man sollte auf keinen Fall vorgehen wie bei der Politur einer Motorhaube. Zu starker Druck, Rubbeln oder Reiben ist für viele Frauen unangenehm, vielmehr sollte eine sanfte, feuchte Massage mit einem oder zwei Fingern durchgeführt werden oder die Drüse sollte mit der Zunge leicht umkreist werden, auch leichtes Saugen kann gefallen. Unter den Sexspielzeugen haben sich Dildos mit Klitorisvibratoren bewährt.

♥ Schamlippen und Venushügel: Auch hier liegen sehr viele Nerven im Gewebe, so dass zarte Streicheleinheiten und eine feuchte Zunge oder die Hand Wunder bewirken kann. Den Venushügel kann man massieren und die Schamlippen lecken, auseinanderziehen bzw. massieren, indem man Gleitmittel, wie körpereigenes Sekret oder Gel, verteilt.

♥ Die Vagina mit ihrem Scheideneingang ist das Hauptportal für den eigentlichen Akt, denn durch den Scheideneingang wird der steife Penis eingeführt. Dass diese Körperöffnung hochsensibel ist, sollte niemanden verwundern. Eine Penetration mit den Fingern, Spielzeugen, der Zunge etc. vor dem eigentlichen Sex sorgt für ein stark feuchtes Klima und erleichtert das spätere Einführen des Penis.

- Wenn Du einen, 2 bzw. 3 Finger 3-5 cm in den Scheideneingang einführst und dabei die innere Scheidenwand Richtung Bauchnabel massierst, triffst Du auf den G-Punkt. Du erkennst ihn daran, dass er sich vergrößert, wenn er Deine Streicheleinheiten spürt und sich etwas anders anfühlt als die sonstige Schleimhaut. Er freut sich über eine Massage, eine Reibung oder Vibration.

- Zunge und Lippen: Die Berührung von zwei Zungen kann eine Frau bereits feucht werden lassen und Lust erzeugen. Sanftes Knabbern und Saugen an den Lippen und leidenschaftliches Küssen ist eine wichtige erogene Zone.

- Der Bereich um das Schlüsselbein, der Hals und der Nacken bringen vielen Frauen Gänsehaut pur und lassen sie schnurren wie eine Katze. Küsse in den Nacken und am Halsansatz und das Lecken und Knabbern dieser sensiblen Hautregion bringen (fast) alle Damen in Wallung.

- Ohrläppchen: Wenn Du Dich dem Hals widmest, fahre mit deinem Mund nach oben und knabbere etwas an den Ohrläppchen, dadurch erhalten ebenfalls viele Frauen eine Gänsehaut.

- Die Haut an den Achselhöhlen und die nach innen gewandte Seite der Arme ist sehr empfindlich und dünn, daher können feuchte Küsse und eine geschickte Zunge als erotisch empfunden werden.

- Eine Massage der Pobacken, der Pospalte (inklusive Anus) und des Steißbeins ist pure Wonne, denn wie auch beim Mann liegen unter der Haut unzählige Nerven, die für Zärtlichkeiten überaus empfänglich sind.

- Berührungen, leichtes Saugen, Zungenspiele rund um den Bauchnabel sorgen für ein Kribbeln oder ein Kitzelgefühl und sorgen im Idealfall für wohlige Wärme eine Etage tiefer.

♥ Den Innenseiten der Schenkel sollte besonders Aufmerksamkeit geschenkt werden, denn durch sanftes Massieren und Streicheln kann die Lust gesteuert in die Höhe getrieben werden. Wenn man sich dabei mit dem Wandern nach oben etwas Zeit lässt, kann dies zur süßen Folter werden, bis die Hand endlich den Venushügel erreicht.

Wissenschaftlich betrachtet lässt sich das Liebesspiel in vier Lustphasen einteilen, welche bei Mann und Frau gleich ablaufen, aber differenziert erlebt werden können:

Erregungsphase

Durch sexuelle Reize wird ein körperliches Verlangen ausgelöst und Leidenschaft und Lust melden sich. Es kann vorkommen, dass sexuelles Verlangen bei Frauen vor dem Liebesspiel gänzlich ausbleibt und durch eine bewusste Entscheidung für den Geschlechtsverkehr ersetzt wird. Dies bedeutet nicht zwangsläufig, dass gar keine Erregung gespürt wird, diese tritt unter Umständen zu einem späteren Zeitpunkt auf. Die Erregungsphase dauert einige Sekunden bis Minuten und ist abhängig von der Empfänglichkeit der Sinne für erotische Berührungen, Küsse, optische, akustische oder nasale Reize.

Plateauphase

Diese am längsten erlebte Lustphase bezieht sich auf die Zeitspanne zwischen Erregung und finalem Orgasmus. Mit zunehmender Aktivität sexueller Handlungen steigt auch die neuromuskuläre Spannung im Körper (ein Zusammenspiel der Ausschüttung von Hormonen, Botenstoffen, Hirnaktivität und muskulärer Anspannung), die sich auf den Höhepunkt zubewegt. Die Plateauphase dauert bei jedem Paar unterschiedlich und ist abhängig von Erregungslevel, Alter, Gesundheitszustand, sexueller Praktik (z. B. Quickie) etc.

Der Orgasmus

Die Plateauphase endet mit dem intensivsten Gefühl körperlichen Verlangens, dem wellenartig oder explosionsartig auftretenden Orgasmus. Bei der Frau äußert sich der Höhepunkt in nicht steuerbaren Muskelkontraktionen der Beckenbodenmuskulatur in kurzen Abständen, beim Mann in Kontraktionen des Penis mit für gewöhnlich auftretendem Samenerguss.

Rückbildungsphase

In dieser Phase ist eine Rückbildung der sexuellen Erregung zu verzeichnen, mit Normalisierung von Puls, Blutdruck und Ausschüttung von Hormonen und Botenstoffen. Die Folge ist körperliche und geistige Entspannung. Der Mann benötigt in dieser Phase eindeutig eine Verschnaufpause. Berührungen der Genitalien können in dieser Phase als unangenehm empfunden werden, daher sollte sich hier auf körperliche Nähe, Vertrautheit, Kuscheln und Streicheln anderer Körperbereiche abseits der intimen Zonen konzentriert werden. Dies bedeutet nicht, dass ein Mann nicht erneut wieder erregt werden kann, es ist jedoch abhängig von vielen Faktoren wie Alter, körperliche und geistige Fitness, Gesundheitszustand etc. In der Regel ist die Rückbildungsphase bei Frauen kürzer; diese sind zeitlich rascher wieder bereit für erneute sexuelle Stimulation.

Auf die Frage, ob Männlein und Weiblein gleichermaßen auf sexuelle Reize reagieren, gibt es keine allgemeingültige Antwort. Das Klischee, Männer wären überall und allzeit bereit und denken ständig an Sex, scheint sich einer neuen Studie des Max-Planck-Instituts für biologische Kybernetik in Tübingen zufolge nicht zu bestätigen. Nach der Auswertung von weltweit durchgeführten 61 Studien gäbe es aus neurobiologischer Sicht keinen Unterschied in der sexuellen Erregbarkeit z. B. durch erotische Bilder oder Filme. Beide Geschlechter würden demnach in gleicher Weise auf sexuelle Reize ansprechen. Da Untersuchungen früherer Jahrzehnte Unterschiede in der sexuellen Erregbarkeit und im Verlangen von Mann und Frau eindeutig belegt haben, scheint es hier zu einer Veränderung der neuronalen Verarbeitung und Aufnahme von Sexualreizen aus der Außenwelt gekommen zu sein. Als Gründe kämen hierfür hormonelle Unterschiede durch die kontinuierliche Aufnahme von Wachstumshormonen durch die Nahrung, durch die Zufuhr körpereigener Hormone durch die Haut mittels kosmetischer Produkte, durch die Einnahme verschreibungspflichtiger Medikamente sowie durch eine erotische Reizüberflutung mit Bildern, Filmen und Werbung in von der Gesellschaft breit genutzten Medien in Frage.

Es gibt unzählige Dinge, die individuell erlebt werden und geil machen können, mit hundertprozentiger Sicherheit für beide Geschlechter zählen dazu:

♥ Stimuli der Genitalien, Lustpunkte und erogener Zonen (z. B. durch Hände und andere Körperteile, enge Kleidung, Spielzeug, Massagen etc.).

♥ Erotische Gedanken und Fantasien (z. B. das Vorstellen sexueller Szenen oder ganzer Geschichten und Handlungsabläufe).

♥ Lesen erotischer Literatur.

♥ Bilder oder Filme mit erotischem Inhalt.

♥ Bewegungen von Bauch, Beinen und Po und Anspannung der Muskeln im Beckenbereich (z. B. starkes Zusammenpressen der Beine oder Druckausübung mit der Hand auf den Unterbauch oder die Geschlechtsteile, bestimmte Sitzpositionen oder sportliche Übungen etc.).

GRUNDREPERTOIRE DER SEX-STELLUNGEN

Die Missionarsstellung

Zu Unrecht wird dieser Stellung eine Biederkeit und Langeweile nachgesagt, die abfällig als „Blümchensex“ bezeichnet wird. Mit ein paar kreativen Tricks wird die Missionarsstellung zu einem Dauerbrenner im Schlafzimmer. Einen großen Vorteil hat sie nämlich: Die Gesichter der Liebenden sind sich zugewandt, man kann sich in die Augen schauen, küssen und die Erregung und Bewegungen seines Gegenübers beobachten, was zusätzlich erregend sein kann, denn mindestens der männliche Part hat mit einer kleinen Veränderung eine große Wirkung: den freien Blick auf die weibliche Genitallandschaft. Insgesamt verspricht diese Stellung ein sehr intimes Erlebnis mit dem Partner. Beide Parteien liegen Bauch an Bauch, die Frau unten, der Mann oben zwischen den geöffneten Schenkeln der Frau, wobei er in sie eindringt und durch eine Vor- und Rückwärtsbewegung der Hüfte den Scheidengang penetriert.

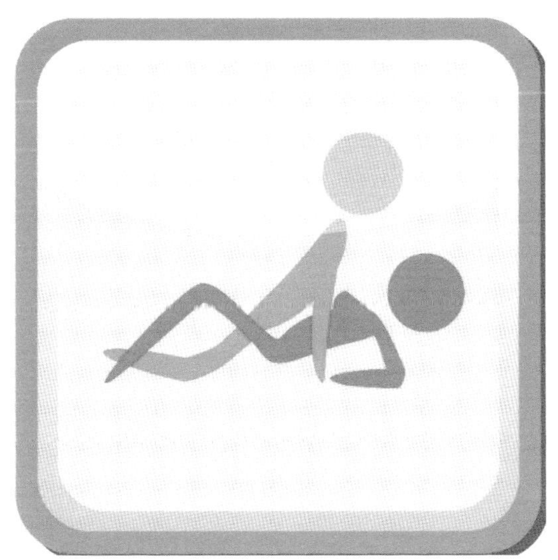

Variationen

♥ „Rocking“ beschert der Frau besondere Glücksmomente in Form intensiver Orgasmen, da bei dieser Variante G-Punkt und Klitoris gleichermaßen und fortlaufend stimuliert werden. Der erigierte Penis wird in den Scheideneingang eingeführt und dann vom männlichen Part nicht mehr bewegt, während die Frau durch Vor- und Rückwärtsbewegung der Hüfte ihre Vagina an dem Penis des Mannes reibt. Im Inneren der Scheide kann der Penis so den G-Punkt stimulieren, während die Klitoris außen durch die Peniswurzel berührt wird. Wichtig ist, dass der Mann seine Stellung hält und dafür sorgt, dass der Penis mit entsprechendem Gegendruck in der Vagina verbleibt. *Tipp: In dieser Stellung ist es für die Frau sogar möglich, auch nach der Ejakulation des Partners einen Orgasmus zu erleben, vorausgesetzt es ist dem Mann möglich, sein Glied nach dem Samenerguss in der Scheide zu belassen, damit sich die Frau weiter an der Peniswurzel reiben kann.*

♥ Verändere den Eintrittswinkel des Penis so, dass er entweder G-Punkt oder Klitoris (mit seinem Schambereich) stimuliert. Dazu experimentiere einfach mit der Höhe des weiblichen Unterleibs, indem ihr ein paar Kissen oder Decken zur Hilfe nehmt und sie unter den weiblichen Po legt. Auch die Penetrationstiefe kann in dieser Weise angepasst werden.

♥ Besonders tief kann der Penis in die Scheide eindringen, wenn die Frau ihre Knie anzieht und die Füße auf die männlichen Schultern stellt. Der Scheidengang wird dadurch etwas verengt und für beide Parteien kann dies luststeigernd sein. Im Gegensatz dazu kann der Scheidengang entspannt werden, wenn die ausgestreckten Beine in der Luft zu einem Spagat ansetzen und rechts und links nach außen gedehnt werden.

♥ Die Möglichkeit zur Klitorisstimulation kann ebenfalls ins Spiel gebracht werden, wenn die Frau ihre Beine, die während der klassischen Missionarsstellung etwas aufgestellt sind, flach auf die Unterlage ausstreckt und hinlegt. Dabei bringt sie die Oberschenkel so nah zueinander, wie es der eingeführte Penis zulässt. Auch bei dieser Variante verengt sich der Scheideneingang und die Penetration wird als intensiver empfunden.

♥ Wenn das Gewicht des Mannes in der klassischen Variante als zu schwer oder in einer anderen Form belastend empfunden wird, sollte er einfach die Hände auf der Unterlage aufstützen. Mit dieser kleinen, aber feinen Veränderung liegt mehr Druck auf seinem Unterleib und es verändert wiederum den Eintrittswinkel des Penis.

♥ Veränderung des Oberkörpers der Frau: während des Aktes kann sie sich aufrichten, dabei die Hüfte des Mannes mit den Beinen eng umschlingen oder sich einfach rücklings auf die Ellenbogen abstützen. Es gibt ihr dabei die Möglichkeit, das Tempo der Bewegung und die Tiefe der eindringenden Manneskraft zu steuern.

Einem Gerücht zufolge hat der Name der Stellung ihren Ursprung in der amerikanischen Kolonialzeit, als christliche Missionare Südsee-Indianern nur diese Stellung erlaubten, da in der religiösen Auffassung Sex ausschließlich zur Fortpflanzung diente. Heute ist man sich einig, dass es wahrscheinlich Alfred C. Kinsey, ein amerikanischer Sexualforscher, war, der diesen Namen kreierte und sich von einer geschichtlich belegten Tatsache, nämlich, dass sich einige Südsee-Indianer über das aus ihrer Sicht langweilige Sextreiben der Missionare unterhielten, inspirieren ließ.

Die Reiterstellung

Bei der Reiterstellung übernimmt der Mann eindeutig die Aufgabe des Pferdes, denn seine Partnerin nimmt die Reiterstellung ein und setzt sich auf seinen erigierten Penis. Da der Mann in dieser Position eine eher passive Rolle hat, sollte er dazu angeleitet werden, sich während des Aktes mit den Brüsten oder der Klitoris zu beschäftigen. Diese Position ist bei den Damen sehr beliebt, da diese den Rhythmus und die Schnelligkeit vorgeben können. Der Mann kann aber auch seine Hände auf die Hüfte der Frau legen und die Reiterbewegung unterstützen.

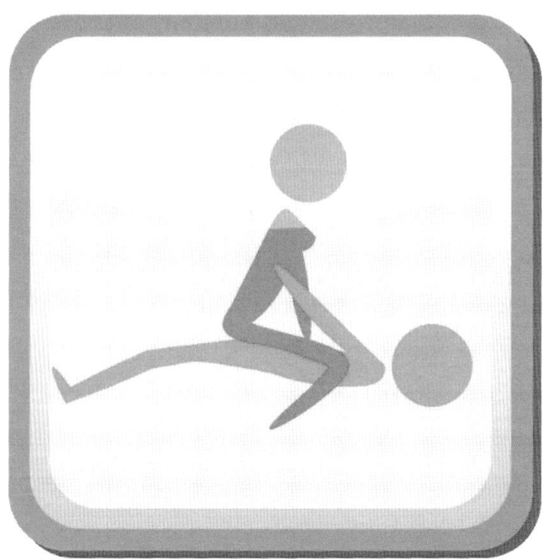

Variationen

♥ Wenn die Frau ihren Körper auf dem männlichen Oberkörper ablegt oder sich sehr weit nach vorne beugt, verändert sich ihr Hüftwinkel inklusive des in ihr weilenden Penis. Die Klitoris wird auf diese Weise an der Peniswurzel des Partners gerieben, was die Chancen auf einen klitoralen Orgasmus erhöht. Je nach Größe und Beschaffenheit des Penis kann auch der innen liegende G-Punkt berührt werden. Das Gefühl wird noch durch eine weitere, sehr kleine Veränderung intensiviert: wenn sie ihre Beine nach hinten ausstreckt und diese sehr nah rechts und links an die Beine des Partners heranführt.

♥ Reiterstellung in der Hocke: Bei dieser Variante sitzt die Frau nicht auf ihrem Partner, sondern hockt sich über ihn. Der Mann kann nun durch Anheben seines Gesäßes die Frau mit Stoßbewegungen penetrieren. Wenn die Reiterin sicher in ihrer Position ist und nicht umkippt, kann sie eine Hand zur Stimulation ihrer Klitoris nutzen.

♥ Eine weitere Spielart der Reiterstellung ist das Reiten in die andere Richtung. Dabei setzt sich die Frau andersherum auf ihren Partner, mit dem Gesicht zu seinen Füßen. Diese Stellung kann sich zu einem wahren Teufelsritt entwickeln, wenn die Frau währenddessen selbst ihre Klitoris stimuliert und ihr Liebster sich ihren vier Buchstaben mit einer schönen Massage oder sogar um den Bereich rund um die Analregion widmet. Die Hände dafür hat er in jedem Falle frei.

♥ Geritten werden muss nicht zwangsläufig in der Horizontalen, wenn sich der Mann z. B. auf einen Stuhl setzt oder auf das Sofa, kann diese Stellung beliebig durch die Positionierung der Oberkörper variiert werden.

Löffelchen-Stellung

So niedlich sie sich anhört, so intim und romantisch ist diese Stellung, bei der sich beide Partner so aneinanderlegen, wie die Löffel in einer Besteckschublade. Beide Liebestollen liegen auf der Seite, der Mann hinter der Frau. Während er seine Liebste mit den Armen umschlingt, dringt er mit seinem Penis von hinten in sie ein.

Variationen

♥ Auch in dieser Stellung kann mit der Position des Oberkörpers experimentiert werden: Die vorne liegende Dame kann sich mit ihrem Oberkörper von ihrem Partner wegbewegen und den Rumpf so weit abbiegen, wie es ihre Gelenkigkeit erlaubt. Auch kann sie sich auf dem der Unterlage zugewandten Ellbogen abstützen.

♥ Knieritt: Wenn der Mann sein Knie zwischen die Beine der Frau schiebt und diese das Knie mit beiden Händen umfasst und gegen ihre Vagina drückt, kann sie sich ihre Klitoris an dem Knie reiben – zusätzlich zur vaginalen Penetration.

♥ Durch Öffnen und Schließen der weiblichen Beine während des Aktes kann der Scheideneingang verengt oder der Eintrittswinkel des Penis verändert werden.

Tiger-Position

Diese Stellung ist an die Art angelehnt, wie es Großkatzen in der Savanne miteinander treiben. Die Frau legt sich flach auf den Bauch und hebt nur das Becken nach oben. Der Mann stützt sich auf seinen Händen seitlich ab und dringt von hinten ein. Durch die Stellung des Beckens kann eine sehr gute Berührung mit dem G-Punkt erreicht werden. Um diesen Winkel noch zu unterstützen, können Kissen oder Decken unter das Becken geschoben werden.

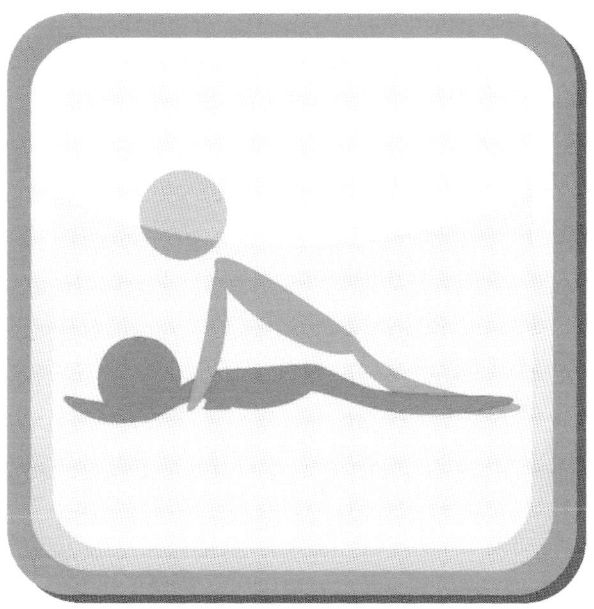

Um diese Stellung etwas zu variieren, kann die Frau – falls sehr gelenkig – einen Spagat mit den Beinen probieren (der Oberkörper bleibt flach auf der Unterlage) oder sich mit dem Becken am Penis des Mannes reiben, während dieser unbeweglich in ihr verharrt.

Doggy Style

Hunde machen es uns vor, wir machen nach: Als Frau nimmst Du einen Vierfüßlerstand ein, als Mann dringst Du auf den Knien von hinten ein.

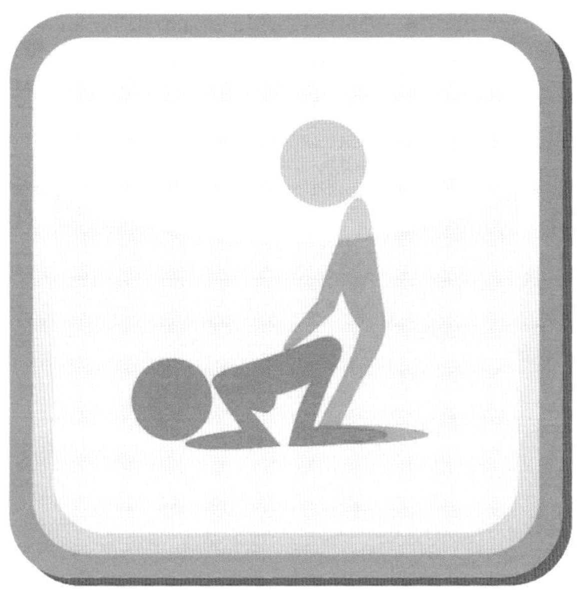

Variationen

♥ Das Abstützen der Frau mit den Unterarmen auf der Unterlage variiert den Eintauchwinkel des Penis und sorgt für einen Kontakt mit dem G-Punkt.

♥ Diese Stellung muss nicht liegend vollzogen werden, sondern ihr könnt euch auch im Stehen so lieben. Die Frau stützt sich dabei auf einer erhöhten Ablage, wie z. B. einem Tisch oder der Wand, mit den Armen ab. Alternativ kann sie sich auch auf die Bettkante legen und der Mann dringt stehend in sie ein.

♥ Eine kreative Variation des Doggy Style erhältst Du, wenn die Frau den Vierfüßlerstand zu einem „kleinen Paket" verändert und sich auf die Unterschenkel setzt und sich ganz eng an die Oberschenkel schmiegt. Die Vagina wird so maximal verengt, was auf beiden Seiten sehr intensiv erregend empfunden wird.

♥ Wenn der Mann seine Hände um die Frau schlingt und dazu benutzt, ihre Klitoris mit Streicheleinheiten zu beglücken, wird diese Position zum Garanten für Glücksgefühle auf beiden Seiten.

„69"

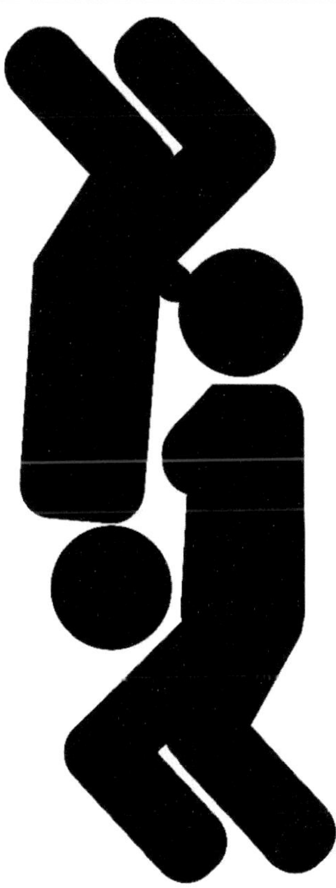

Die Stellung „69" steht ganz unter dem Motto „Geben und Nehmen" und widmet sich ganz allein dem Oralverkehr. Beide Partner legen sich so zueinander auf eine Unterlage, dass das Gesicht jeweils auf dem Geschlecht des anderen zum Liegen kommt bzw. dem zugewandt ist. Ob man sich dabei aufeinanderlegt oder auf die Seite, ist jedem Paar selbst überlassen. Mit dem Mund, den Lippen und der Zunge wird die Intimregion des Partners liebkost. Die Crux dabei ist, dass man sich schwer auf die eigene Lust konzentrieren kann, wenn man den anderen zeitgleich befriedigt. Da viele Paare jedoch auf Oralverkehr nicht verzichten möchten, ist die „69" eine beliebte Stellung zum Einfügen in das Vorspiel oder man wechselt nach einiger Zeit die Position. Dabei kann man sich nacheinander einzeln mündlich beglücken, was dann allerdings nicht mehr in der „69" passiert.

WAS IST EIN GUTES VORSPIEL?

Ein Vorspiel ist keine Pflicht, aber die Kür. Um eine Antwort auf die Frage nach einer guten Einleitung für Sex zu finden, müssen wir uns zunächst den biologischen und körperlichen Zweck des Pettings bewusst machen. Das Vorspiel soll Körper und Geist der Liebenden optimal für den späteren Akt der sexuellen Vereinigung vorbereiten. Dazu müssen der Geist und der Körper entspannt und auf das Liebesspiel konzentriert sein und der Körper muss gezielt in Wallung gebracht werden, also körperliche Erregung muss erzeugt werden, damit reichlich Körpersäfte fließen, um die Einführung des Penis in die Körperöffnungen der Frau schmerzfrei und lustvoll zu gestalten und um den Penis in den erigierten Zustand zu versetzen. Das Vorspiel umfasst sämtliche Handlungen und Stimulationen im Sinne der Erotik ohne den mechanischen Akt der Penetration, wie z. B. Küssen, Streicheln, Liebkosen, Massieren, Berühren, Reiben mittels Händen, Fingern, Zunge, Mund, Penis, Brüsten, Brustwarzen und Füßen, aber auch Hilfsmittel wie Sexspielzeuge, Filme und Gleitmittel können bereits beim Vorspiel eingesetzt werden. *Ein gutes Vorspiel erregt, macht feucht und ungeduldig auf Sex.*

Bei einem Quickie verzichtet man gänzlich auf ein Vorspiel, was sehr erregend sein kann, z. B. wenn man seine sexuelle Lust unter Zeitdruck abbauen will. Wenn morgens der Wecker klingelt und man zwischen Dusche und Frühstück schon spät dran ist, aber sexuelle Erregung spürt, dann ist ein Quickie ein aufregender Start in den Tag. Daher ist die Frage „Wie lange sollte ein gutes Vorspiel dauern?“ nicht mit einer eindeutigen Antwort zu klären. Nicht nur die Zeit spielt einen entscheidenden Faktor, sondern auch der Ort. Denn Sex findet nicht immer in den eigenen vier Wänden statt. Wenn beide am Sex beteiligten Parteien bereits höchst erregt sind, dann verschafft auch eine Nummer im nächsten Hauseingang prickelnde Befriedigung und die Handlung selbst ist höchst lustvoll, auch ohne ein langes Vorspiel. Daher sollte die körperliche und mentale

Bereitschaft für Sex der beste Berater für die Dauer des Vorspiels sein. Paare in der Kennenlernphase benötigen eindeutig die wenigsten Tipps, wenn es ums Vorspiel geht, da sie sich von ihrer Neugierde und Geilheit führen lassen.

Befindest Du Dich mit Deinem Partner in der Gewöhnungs- oder Wiederentdeckungsphase und der Alltag hat Euch voll im Griff, dann solltet ihr euch unbedingt Zeit nehmen füreinander! Im Prinzip muss jedes Paar selbst herausfinden, was Befriedigung und Lust erzeugt. Natürlich könnte ich an dieser Stelle Umfragen zitieren, die eine durchschnittliche Vorspieldauer von knapp 30 Minuten als Wunsch aller Befragten angeben und feststellen, dass in deutschen Schlafzimmern Petting ca. 22 Minuten dauert, aber nirgendwo wird so viel gelogen wie in der Politik und beim Thema Sex.

Ein kürzeres Vorspiel kann einem sehr langsamen Sex-Akt vorausgehen und ein sehr langes Vorspiel kann in einer sehr kurzen sexuellen Interaktion enden. Es geht nicht nur um sexuelle Erregung, sondern auch um den Aufbau von Nähe, den Austausch von Zärtlichkeiten, das Neuentdecken des Partners und das Wieder-Schätzen-Lernen, das Experimentieren mit neuen Dingen, die neuen Schwung ins Bett bringen sollen, und das Sich-Ganz-Einlassen auf die andere Person. Oft sind in einer längeren Beziehung das Vertrauen und das sich Aufeinander-Blind-Verlassen-Gefühl flöten gegangen, daher muss man wieder neu zueinanderfinden. Und dies geht am besten, indem man sich Zeit nimmt und dem Partner signalisiert: „Du bist mir wichtig!“

Wertvolle Hinweise, die eine **Bereitschaft** für ein Vorspiel überhaupt erst möglich machen:

♥ **Erotik beginnt im Kopf.** Die Kinder schreien, die Küche ist nicht aufgeräumt, der Eintopf ist angebrannt, man kommt nach einem langen Arbeitstag nach Hause, der Chef oder die Kollegen haben einen drangsaliert, man stand zwei Stunden im Stau, die Gründe für Stress sind zahlreich. Um

sich zu entspannen und den Alltag loszulassen, sollte man sich Freiraum schaffen. Bei einem stramm durchterminierten Alltag sollte man sich extra Zeit für den Partner nehmen, früh genug einplanen und dafür sorgen, dass man möglichst ungestört Zeit verbringen kann. Wie man dies umsetzt, ist ganz unterschiedlich und von der persönlichen Situation abhängig. So könnte man sich z. B. einen Babysitter besorgen, die Teenager bei Freunden oder Familie übernachten lassen, übers Wochenende wegfahren, Telefon und Haustürklingel abstellen, ein „Date" planen und gemeinsam Essen oder ins Kino/Theater gehen, sich eine Paar-Wellnessbehandlung gönnen, einen Spaziergang in der Natur machen etc.
Um von einem anstrengenden Tag „runterzukommen", kann man dem Partner eine Kopf-, Rücken- oder Fußmassage anbieten oder gemeinsam ein Bad nehmen, ein gemütliches Essen bei Kerzenschein einnehmen oder sich gemeinsam auf das Sofa kuscheln.

♥ **Zärtliche Berührungen.** Wenn Du Deinen Partner nur noch liebevoll berührst, wenn Ihr Sex habt, dann ist es an der Zeit, die körperliche Distanz im Alltag bewusst und gezielt zu überwinden. Versuche, liebevolle Gesten und Berührungen täglich in das Miteinander einzubauen. Eine kleine Umarmung, ein Küsschen zwischendurch, eine Berührung der Hand oder der Schulter, ein sanftes Streicheln übers Haar, ein Umfassen der Taille, das Ablegen der Hand auf dem Oberschenkel, Händchenhalten beim Einkaufen, Möglichkeiten gibt es viele. Überrasche Deinen Partner z. B. mit liebevollen Berührungen in der Öffentlichkeit, das kann die Lust wecken, bis ihr wieder in den vier Wänden seid. Im Idealfall könnt und wollt ihr gar nicht so lange warten. Berühre die Oberschenkel, fahre langsam mit den Fingernägeln den Rücken herunter oder platziere Küsse gezielt im Nacken. Umfasse ihn von hinten und streichle Brust bzw. Brüste. Möchtest Du Dich auf ein Vorspiel zubewegen, gehe auf Tuchfühlung und nähere Dich Deinem Partner an, indem Du ihn in den Arm nimmst, ihr miteinander kuschelt oder Euch in einer anderen Position nah seid. Ihr könnt euch in die Augen sehen oder Euch mit geschlossenen Augen berühren. Fange mit den Streicheleinheiten an einer unverfänglichen Zone an, wie z. B. dem Rücken, der Arme, dem Gesicht etc. und arbeite Dich weiter vor, bis Du eine erogene Zone erreichst. Wenn es Deinem Partner gefällt, wird er Dich auch berühren wollen, aber es ist auch okay, wenn er die Streicheleinheiten einfach nur genießen möchte.

Tipp: Möchtest Du Deine Zuneigung signalisieren, kannst Du dies z. B. durch Küssen des Handrückens und der Handinnenfläche tun. Auch das Berühren der Fingerspitzen oder ein Kuss auf die Stirn ist nicht alltäglich und lässt ganz neue Empfindungen zu.

♥ **Küssen.** Es scheint, als nehmen Zungenküsse mit der Dauer einer Beziehung ab. Dies kann an einer sich einschleichenden Gewohnheit oder einer gewissen Trägheit liegen, aber auch in der Tatsache begründet, dass man glaubt, der Partner sei einem sicher. Was bleibt, ist oft nur der Begrüßungs- oder Abschiedskuss beim Verlassen der gemeinsam bewohnten Behausung und der Heimkehr in dieselbige. Sehnsüchtig erinnert man sich an die Zeit zurück, in der man knutschend und wild züngelnd an den Lippen des anderen hing.

Eine Studie der Brigham Young University in Utah, USA, bei der 1.000 fest liierte Teilnehmer befragt wurden, stellte fest, dass Paare, die sich öfter küssen, zufriedener und glücklicher mit ihrem Sexleben sind, häufiger einen Orgasmus erleben und sich insgesamt zufriedener in der Beziehung fühlen. Wenn man darüber nachdenkt, ist dies keine Überraschung, denn Zungenküsse stehen für Leidenschaft und Begehren. Daher lautet die Devise: Küsst einander wieder! Und zwar mit Zunge! Zungenküsse erregen und machen Lust auf (mehr) Erotik.

♥ **Achtet auf Äußerlichkeiten.** Wenn man länger miteinander zusammen ist oder miteinander lebt, dann bleibt es nicht aus, dass man den Partner z. B. in seinem schlabbernden Hausoutfit, mit bekleckerter Küchenschürze, mit müffelnden Socken oder nach durchzechter Nacht zu Gesicht und vor die Nase bekommt. Grundsätzlich ist daran nichts auszusetzen, denn um frei den Gesundheitsguru Robert Franz zu zitieren: „Wenn Dich einer liebt, dann tut er dies auch mit Hängetitten und Zitronenarsch." Echte Liebe hält auch dies aus. Trotzdem ist ein Sich-Gehen-Lassen auf Dauer nicht gerade der Inbegriff aufregender Erotik. Überrasche Deinen Partner mit einem schönen (erotischen) Outfit oder einem Kleidungsstück, welches er besonders an Dir mag. Eine neue Frisur oder glatte Rasur, ein neues Parfüm oder Aftershave, dezentes Make-up, ein schönes Nachtkleid oder ein schickes Hemd: Macht euch wieder zurecht füreinander, und wenn es „nur" für eine gemeinsame Unternehmung oder ein vereinbartes Date ist. Auch dies signalisiert dem Gegenüber „Du bist mir wichtig!" und lässt euch plötzlich wieder interessant und in einem neuen Licht erscheinen.

♥ **Überwindet Gewohnheiten.** Nichts ist abturnender, als wenn man den Partner und die Beziehung als überschaubar, absehbar und monoton einstuft. Daher brecht mit den Gewohnheiten. Damit ist nicht gemeint, alles über Bord zu werfen, was zu eurem Alltag gehört, sondern werdet wieder unberechenbar und probiert etwas Neues aus. Dies kann etwas Sexuelles sein, aber auch ein neues Hobby, die Erfüllung eines lang ersehnten Wunsches, ein besonderer Ausflug, die Teilnahme an einer interessanten Veranstaltung; hier kann alles unternommen werden, was nicht alltäglich vorkommt und frischen Wind bringt. Eine neue Erfahrung erweitert den Horizont, inspiriert, öffnet den Blick für weitere Ereignisse und erzeugt neuen Gesprächsstoff. Erlebt man dies gemeinsam mit dem Partner, gibt dies neuen Auftrieb und es verändert die Sichtweise.

Tipps fürs Vorspiel für Paare in längeren Beziehungen

Hier geht es darum, der körperlichen und mentalen Erregung und Geilheit etwas auf die Sprünge zu helfen, falls sie etwas eingeschlafen sind und nur noch schwerlich „von allein" auftreten.

♥ Du kennst Deinen Partner und weißt, was ihm im Bett gefällt. Mach Dir dieses Wissen zu Nutze! Konzentriere Dich ganz auf sein Lustempfinden und verwöhne ihn nach Strich und Faden. Es wird Dein Schaden nicht sein, er wird sich revanchieren und öfter mit Dir Sex haben wollen.

♥ Vorfreude ist die schönste Freude. Verbalisiere Deine Lust und kündige am Vormittag schon an, dass Du am Abend Sex haben möchtest. Beiläufig könntest Du ins Ohr flüstern, wie sexy Du Deinen Partner findest und dass Du ihn intensiv spüren möchtest. Wenn Du Dich in Details verlierst, wie Du ihn nehmen und fühlen möchtest, steigerst Du die sinnliche Erwartungshaltung. Probiere neue Wege und schreibe z. B. eine Textnachricht oder E-Mail und beschreibe ganz präzise, was Du mit Deinem Partner alles anstellen möchtest.

♥ Sprich über Deine Empfindungen. Wenn Du Deinen Partner berührst oder ihr bereits aktiv im Liebesspiel verwickelt seid, sag ihm, wie es sich anfühlt, auf oder unter ihm zu sein, wie seine Säfte schmecken und wie hart oder weich sich der Penis oder die Vagina anfühlt, wie gut er riecht etc. Lass Dich gehen und stöhne vor Lust. Solche eindeutigen Ausdrücke des Begehrens sorgen für höchste Erregung, denn nichts ist aufregender, als wenn man von seinem Gegenüber in echter Leidenschaft begehrt wird.

♥ Macht etwas, was ihr noch nie gemacht habt und euch aus der Routine bringt. Dies kann das Ansehen eines erotischen Films sein, das Benutzen von Sexspielzeug, wie z. B. Penisringen, Vibratoren oder Massagedildos, ein Rollenspiel oder das Erfüllen geheimster Fantasien.

♥ Gib Deinem Partner beim Vorspiel Anweisungen, was er tun soll. Es kann für beide Parteien höchst erregend sein, nur den Anweisungen zu folgen und nichts zusätzlich hinzuzufügen. Wechselt dabei die Rollen.

♥Verbindet Euch die Augen oder fixiert die Hände. Wenn man plötzlich der Sicht beraubt wird, dann ist man vielleicht im ersten Moment etwas hilflos, die anderen Sinne werden dadurch aber umso stärker angesprochen. Berührungen und Liebkosungen können intensiver erlebt werden und das Überraschungsmoment ist auf eurer Seite. Dasselbe gilt, wenn einem Partner die Hände fixiert werden. Er ist so den erotischen Handlungen ausgeliefert, ohne sich selbst zu beteiligen, und kann sich voll und ganz dem anderen hingeben.

♥Viele Paare finden die Vorstellung erregend, dem Partner bei der Masturbation zuzusehen. Legt selbst Hand an und bringt euch auf Hochtouren. Steigt im richtigen Moment ins Geschehen des anderen ein und macht da weiter, wo er aufgehört hat bzw. tauscht die Hände.

♥Beschränkt die sexuellen Aktivitäten nicht nur auf das Schlafzimmer. Es gibt unzählige Orte, an denen man miteinander Sex haben kann. Sprecht über eure Wünsche.

♥Viele Paare wünschen sich für das Vorspiel eine orale Stimulation. Berühre die Lustpunkte Deines Lieblingsmenschen ausschließlich mit der Zunge; sauge, lecke, knabbere, bis Dein Partner kurz vor dem Höhepunkt steht, und höre dann schlagartig auf. So machst Du ihn ausgesprochen wild auf Dich.

♥Wie wäre es, wenn Du Dich langsam vor Deinem Liebsten ausziehen würdest? Nutze die Kraft der optischen Reize und versuche Dich in einem Striptease. Diese Taktik ist für Mann und Frau gleichsam erregend. Wenn Du zusätzlich noch für heiße Unterwäsche sorgst, dann lässt die Wirkung nicht lange auf sich warten.

♥Baue verruchte und laszive Gesten in das Vorspiel ein! Dies könnte z. B. in der Form geschehen, dass Du etwas Körperflüssigkeit auf Deinen Finger nimmst und ihn Dir genüsslich in den Mund steckst, Dich selbst anfasst und dabei laut stöhnst oder schmutzige Dinge ins Ohr flüsterst.

♂ Worauf Männer beim Vorspiel stehen:	♀ Worauf Frauen beim Vorspiel stehen:
Zeig ihm alles, was Du zu bieten hast. Männer möchten sehen, was sie in der Hand haben, also gewähre ihm freie Sicht auf Deinen Hintern, Deine Brüste, Deinen Venushügel und nicht zuletzt auf Deine Vagina in voller Blüte.	Lass Dir Zeit und geh nicht sofort aufs Ganze. Bevor Du Dich zielgerichtet auf ihre Lustpunkte stürzt, beginne mit den Berührungen und Streicheleinheiten an anderen Körperstellen, wie z. B. dem Rücken. Deine Liebste soll nicht den Eindruck gewinnen, sie sei ein Automat, auf dessen Knöpfe Du drückst.
Lass ihn zappeln oder betteln. Spiel mit seiner Lust und versuche, Dich ihm zwischendurch immer kurz zu entziehen, oder unterbreche den Hand- oder Blowjob.	Bitte kein Schema F! Viele Männer haben sich einen Plan zurechtgelegt, von dem sie glauben, er führe zum Erfolg. Also warum davon abweichen? Keiner mag jeden Tag dieselbe Suppe essen. Daher werde kreativ und mache beim nächsten Mal etwas anders, als wie Du Deine Liebste sonst verführst.
Männer mögen den Duft und Geschmack einer Frau, und zwar meistens unparfümiert, nicht gepudert oder frisch geduscht. Ob Du vorher geduscht hast oder nicht, wird ihm kaum auffallen. Ein bisschen verschwitzt zu sein, liebt er besonders, daher gehe mit Duftmitteln sparsam um und gewähre ihm die Lust an Deinem individuellen Körpergeruch und -geschmack.	Kümmere Dich intensiv um ihre erogenen Zonen und Lustpunkte, wie Klitoris und G-Punkt. Achte auf ihre Reaktion, um festzustellen, ob es ihr gefällt. Spiele auch Du mit Deinem Mund uns setze Deine Lippen und Deine Zunge ein. Wenn sie anfängt, zu schnurren, verweile dort und gehe nicht gleich zum Sex über. Berühre und errege sie, als wäre der anschließende Sex in

	weiter Ferne. Sie wird Dir schon zeigen, wann sie Dich endlich will.
Es ist (k)ein offenes Geheimnis: Männer lieben Oralverkehr. Variiere Dein Zungenspiel mit unterschiedlichen Muskelbewegungen der Lippen, der Zunge und dem Mundraum. Spann den Gaumen an, sauge sein bestes Stück sehr tief in den Mund ein, lass locker und kreise mit Deiner Zunge um seine Eichel. Versuche, seinen Penis zusätzlich mit der Zunge zu massieren, während Du ihn in Deinem Mund hast. Lass ihn locker und nass aus Deinem Mund und wieder hineingleiten, um daraufhin in eine feste Saugbewegung zu wechseln. Verändere das Tempo, sauge einmal schnell, einmal in Zeitlupe. Beziehe auch die Hoden mit ein, nimm sie in den Mund oder massiere sie mit sanfter Zunge.	Nichts ist erotischer als ein Mann, der weiß, was er will. Sei möglichst nicht nervös, angespannt oder unsicher. Du findest den G-Punkt nicht auf Anhieb? Kein Problem, Übung macht den Meister. Setzt Dich selbst nicht unter Druck und bitte sie um Hilfe. Damit signalisierst Du Stärke und Selbstbewusstsein und das turnt Frauen an.
Männer sind von Natur aus konditioniert auf einen Adrenalin-Kick. Nutze dies für ein heißes Vorspiel und den Sex: Liebe unter der Gefahr, entdeckt zu werden, macht ihn besonders geil. Verbotene oder öffentliche Orte werden sich auch in Deiner Nachbarschaft finden	Lass Dich gehen. Ein kontrollierter Mann, der beim Liebesspiel keinen Ton von sich gibt, ist so erotisch wie ein toter Fisch in der Dose. Selbstkontrolle aufzugeben kann man lernen. Zwar nicht von heute auf morgen, aber mit etwas Übung kannst auch Du demnächst etwas stöhnen, seufzen oder brummen.

lassen und zur Not tut es auch sein Auto.	Deine Partnerin wird es Dir danken.
Männer lieben Brüste. Es ist das Erste, was sie fühlen, schmecken und sehen können, wenn sie zur Welt kommen. Daran wird sich auch im Erwachsenenalter nichts ändern. Rück Deine Brüste ins rechte Licht, lass Deine Unterwäsche hervorblitzen, berühre sein bestes Stück mit Deiner Brust und führe seine Eichel an Deine Brustwarzen. Probiere vielleicht Brustschmuck aus, färbe Deine Brustwarzen mit einem tief dunkelroten Lippenstift oder lass den BH einfach einmal weg.	Zeig und sag Deiner Liebsten, dass Du sie begehrst. Wenn Du ihr das Gefühl gibst, die schönste und begehrenswerteste Frau auf dem Planeten zu sein, dann lässt sie sich viel leichter und liebend gern auf Dich ein. Halte Augenkontakt, während Du sie berührst.
Die Kombination aus „Heilig“ und „Hure“ turnt die meisten Männer an. Wenn Du sonst eher liebevoll und zärtlich bist, probiere Dich in verruchten und „schmutzigen“ Dingen aus. Nimm Dir das Kapitel über „Dirty Talk“ zu Herzen, leg einen Striptease aufs Parkett, lutsche an einer Banane oder an seinem Finger, überrasche ihn mit einem Lederoutfit oder halterlosen Strümpfen, fass Deinem Liebsten spontan in den Schritt, wenn er es am wenigsten erwartet etc.	Macht macht sexy. Frauen werden von jeher von Männern angezogen, die Macht ausstrahlen, sei es beruflich oder privat. Eine dominante, selbstsichere und männliche Ausstrahlung lässt Frauenherzen höherschlagen. Probiere Dich darin, beim Vorspiel Anweisungen zu geben oder die Frau zielgerichtet „nehmen zu wollen“, wobei sie, rein spielerisch, keine Chance hat, sich zu wehren.

Um Vorspiel und Sex genießen zu können, muss man wissen, dass es ein paar No-Gos gibt, welche die erotische Stimmung im Keim ersticken lassen. Damit das Vorspiel nicht schon vorbei ist, bevor es richtig angefangen hat, solltest Du folgende Tipps beachten:

✘ Unangenehme Gerüche, wie der letzte Gruß vom kürzlich verzehrten Rollmops, Alkohol oder Zigarettenrauch im Atem, Kneipengeruch an Körper und Kleidung, übermäßiger Schweißgeruch, und mangelnde Intimhygiene machen der Lust den Garaus. Den eigenen Körpergeruch darf man schon wahrnehmen, aber bitte in Maßen. Körperpflege sollte zur täglichen Routine gehören, wenn man mit einem Partner intim werden möchte.

✘ Gepflegte und saubere Hände sind ein Muss. Bevor man an einem Sexualpartner herumfingert, sollten Hände gereinigt und gepflegt sein. Dazu gehören auch gut gekürzte und saubere Fingernägel, denn Schmutz und Bakterien unter den Nägeln können bei Eintreten in Körperöffnungen Bakterien übertragen. Wer beruflich viel mit den Händen arbeitet, sollte diese regelmäßig eincremen, damit sie sich nicht anfühlen wie ein Reibeisen. Bei einer übermäßigen Benutzung von Handdesinfektionsmitteln oder Desinfektionstüchern sei besonders Obacht geboten: Diese Lotionen dürfen nicht mit Schleimhäuten in Verbindung kommen, da sie Alkohole enthalten und Verätzungen hervorrufen!

✘ Saubere Unterwäsche! Bremsstreifen in der Unterhose oder Schweißflecken am BH sind nicht sexy!

✘ Socken aus! Es ist vielleicht nur ein unwichtiges Detail, aber ein optischer Störfaktor für ein rundum gelungenes Gesamtbild.

✘ Ein fleckiges Sofa oder Bettwäsche, die drei Monate nicht gewechselt wurde, sind nicht gerade einladend für eine aufregende Zusammenkunft. Auch der Ort des Geschehens sollte sauber, gepflegt und mit Sorgfalt ausgewählt sein.

✘ Handy, Laptop oder Tablet im Bett: diese haben auf der Matratze nichts zu suchen. Auch nicht auf dem Nachttisch, also bitte in die Schublade. Wer gerade dabei ist, mit dem Partner auf Tuchfühlung zu gehen, und das Handy kündigt den Eingang einer Nachricht mit einem Signalton an, können die Gedanken sofort vom Geschehen abschweifen und man fragt sich: „Wer schreibt?“. Handelt es sich um einen eingehenden Anruf, ist das Liebesspiel sowieso unterbrochen, also entweder das Telefon in den Flugmodus schalten oder ausmachen.

✘ Streit nicht im Bett austragen. Diskussionen und Streitgespräche gehören nicht ins Schlafzimmer, zu hoch ist die Gefahr, dass man mit dem Ort der Liebe negative Emotionen verbindet. Versöhnungshandlungen dagegen schon! Ganz abgesehen davon, dass der Schlaf deutlich schlechter ausfällt. Ein kleiner, aber wichtiger Tipp von meiner Oma: Niemals ohne Versöhnung schlafen gehen bzw. ohne einen Gute-Nacht-Kuss. Die Chancen für Sex am Morgen stehen dadurch recht gut.

✘ Wenn dies ein Hörbuch wäre, würde nun bei dieser Frage die Feuerwehr-Sirene ertönen: „Na, wie war ich?“ Sie wird zwar nach dem Sex gestellt, merzt jedoch sofort jede schöne Erinnerung daran aus. Nach einer Zirkusnummer oder einem Olympia-Wettkampf ist sie durchaus berechtigt, aber bitte nicht nach Sex.

✘ Körperkritik hat im Bett nichts verloren. Ich weiß, es ist oft nicht so gemeint, wie es gesagt wird, aber wer sich einen Spaß erlaubt und kritisch z. B. auf ein kleines Bäuchlein, die neue Intimfrisur hinweist oder Vergleiche aus der Tierwelt für Größe und Form von Geschlechtsorganen heranzieht, hat schon verloren.

✘ Vor dem erotischen Beisammensein die Toilette aufsuchen! Um das Liebesspiel nicht unnötig zu unterbrechen, sollte man seinen Bedürfnissen vorher freien Lauf lassen. Hier auch ein Hinweis an die Damen: Monatsbinden und Tampons bitte vorab entfernen.

✘ Männer, die nach Erreichen des Orgasmus sofort in einen Tiefschlaf verfallen und anfangen, zu schnarchen, sind auf späteren sexuellen Veranstaltungen als Gast nicht gern gesehen. Also bitte das Nachspiel nicht vergessen.

✘ Was überhaupt nicht geht: beim Vorspiel einschlafen und ja, das ist mir schon passiert. Wer körperlich erschöpft ist und sich an der Grenze der Leistungsfähigkeit bewegt, sollte eine intime Begegnung lieber vertagen, als dem Partner zuliebe mitzumachen. Es ist viel besser, offen zu sagen, dass man müde ist und das Liebesspiel verlegen möchte, als mittendrin einzuschlafen. Der Partner könnte sich zurückgesetzt fühlen oder sich die Gründe in einer mangelnden Attraktivität seinerseits erklären.

Kamasutra „to go“

VERRÜCKTE UND EXOTISCHE STELLUNGEN

Viele Menschen, die das Wort Kamasutra hören, denken sofort an wilde Verrenkungen und befürchten insgeheim den nächsten Bandscheibenvorfall. Es gibt sie, die verrückten Stellungen, die eine gewisse Dehnbarkeit und Flexibilität der Bänder, Gelenke und Muskeln voraussetzen, aber nicht nur. Was vielen unbekannt ist, ist, dass es sich beim Kamasutra in seiner vollständigen Ausgabe hauptsächlich um einen Beziehungs- und Eheratgeber handelt, in dem genauso Beziehungstipps erteilt werden wie Hinweise zur körperlichen Hygiene. Wie alle fernöstlichen Kulturen und Religionen wird in diesem altindischen Ratgeber eine ganzheitliche Betrachtungsweise eingenommen, die alle Faktoren des Liebeslebens einbezieht. Wie alt das Kamasutra wirklich ist, lässt sich nur vermuten, man geht davon aus, dass es 200 oder 300 n. Chr. verfasst wurde. Es war ursprünglich als Leitfaden für junge Männer der besseren und höheren Kaste gedacht, um eine glückliche Ehe zu führen, indem die Frau kunstvoll verführt und erfolgreich befriedigt werden sollte. Das Kamasutra enthält 7 Kapitel, die sich folgenden Bereichen widmen:

- Bucherklärung und religiöse wie spirituelle Lebensziele.
- Erotische Praktiken und Sexstellungen.
- Das Werben um die Auserwählte und die Zeit bis zur Hochzeit.
- Verhaltensregeln für verheiratete Frauen, z. B. in polyamourösen Ehen oder bei Wiederheirat nach Verwitwung.
- Verhaltensregeln für den Kontakt mit verheirateten Frauen anderer Männer.
- Wie man mit Prostituierten umgeht.
- Geheimwissen über sexuelle Praktiken, Stimulation und das Wiedererwecken der erotischen Lust.

In der westlichen Welt beschränkt man sich auf das Interesse an der Auswahl unterschiedlicher Sexstellungen, die Abwechslung und neue Lustgefühle versprechen, im Kamasutra jedoch wird der erotische Akt als ein achtsames und bewusstes Ritual angesehen, um seine innere göttliche Verbindung zu spüren, seine Sinne zu erweitern und im Austausch mit dem Partner eine ganzheitliche Erfüllung zu finden. In 729 Abbildungen und kunstvollen Zeichnungen findet man die Darstellung von Paaren beim Liebesspiel, alle Beschreibungen und Anweisungen sind in einer poetischen und detaillierten Sprache verfasst. Um Auszüge aus dem Kamasutra besser verkaufen zu können, bediente man sich teilweise einer Auswahl besonders akrobatischer Positionen und präsentierte diese mit pornografischem Bildmaterial, um daraus ein Verkaufsschlager zu machen. Da der Yoga-Hype etwa zeitgleich mit den ersten Veröffentlichungen im Westen begann, traf man damit genau den Zeitgeist und Geschmack der Käufer. Ich bin mir sicher, dass Du vielleicht die eine oder andere Stellung ausprobiert hast, von der Du nicht wusstest, dass sie im Kamasutra steht. Nein, noch nicht? Dann lass Dich von den nachfolgenden Positionen inspirieren:

Der Schmetterling

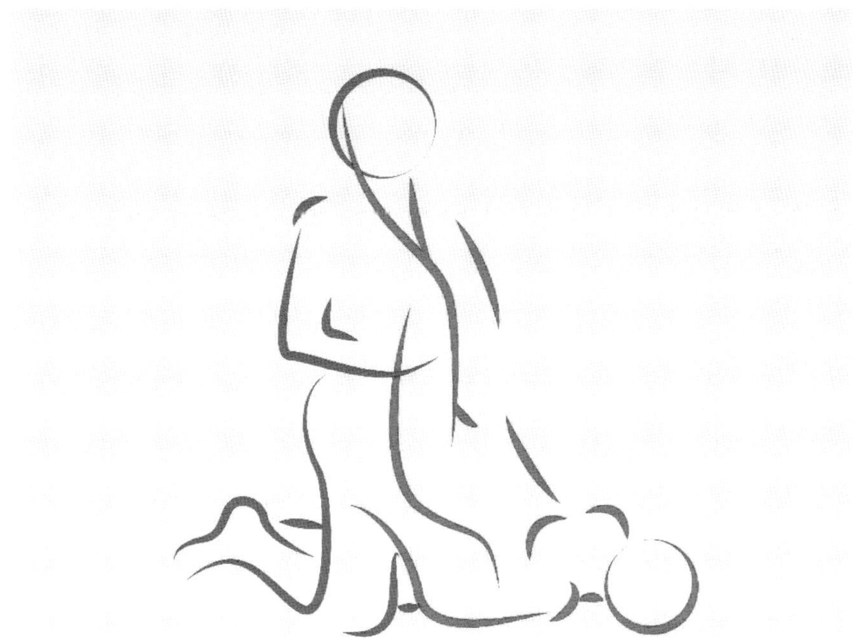

Wie bei allen Sexstellungen hat man sich die Natur zum Vorbild genommen: Die schlagenden Bewegungen der Beine der Frau haben dieser Stellung den Namen eingebracht, denn sie lassen sich mit dem Schlagen von Schmetterlingsflügeln vergleichen. Die Frau liegt auf dem Rücken, hebt das Becken und legt die ausgestreckten, gespreizten Beine an den Oberkörper des Mannes, der entweder steht oder vor der liegenden Frau kniet. Der Mann hält die Beine der Frau an den Fußgelenken fest und kann besonders tief in die Frau eindringen. Die Beine können auf dem Oberkörper des Mannes angelegt oder aufgestellt werden. Durch Zusammenpressen der Oberschenkel lässt sich eine intensive Penetration erreichen. In dieser Stellung kann die Frau zusätzlich ihre Klitoris stimulieren oder dies dem Mann überlassen. Dieser hat wiederum einen schönen Anblick seiner Partnerin und kann ihr beim Liebesspiel zuschauen.

Die Antilope

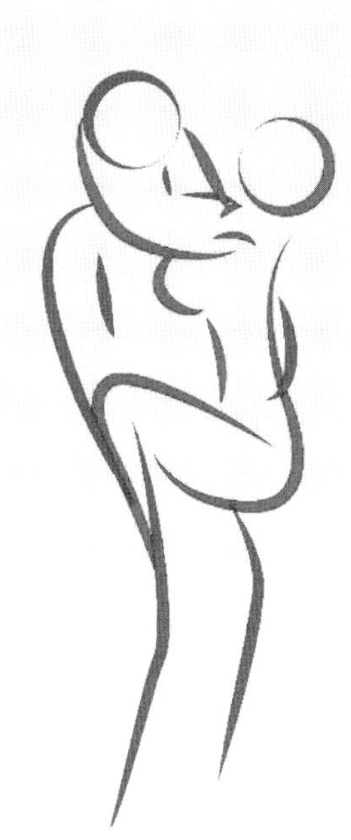

Der Mann stellt sich aufrecht hin und die Frau schwingt ihre Beine um seine Hüften. Er hält ihren Po und hebt sie langsam auf seinen Penis. Durch seine Hände unterstützt der Mann die Stoß- und Reitbewegungen, kann die Frau aber auch an eine Wand anlehnen und beim Penetrieren leicht die Knie beugen und so den Eintrittswinkel seines Penis in die Vagina variieren. Alternativ kann die Frau ihren Oberkörper nach hinten Richtung Boden fallen lassen und sich dort mit den Händen abstützen. Der Mann hat in dieser Position die volle Kontrolle über Rhythmus und Tempo, aber der Vorteil dieser Stellung ist, dass die Frau ihre Klitoris an der Peniswurzel reiben kann, wenn beide aufrecht bleiben.

Tipp zum Einnehmen der Position: Wenn sich die Frau anfänglich auf einen Tisch, eine Kommode oder eine ähnliche Ablage setzt, ist es einfacher.

Der Lotussitz

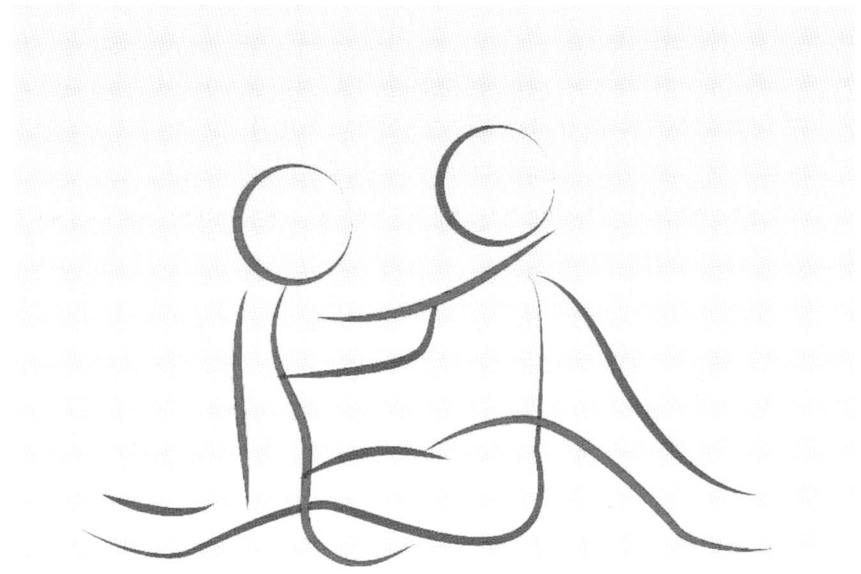

Für diese sehr innige und liebevolle Position setzt sich der Mann aufrecht in einen Schneidersitz, die Frau setzt sich, dem Mann zugewandt, auf seinen Penis. Ihre Beine kann sie nun entweder um seine Hüften schmiegen oder ausstrecken. In dieser Stellung wird die Klitoris dauerhaft an der Scham des Mannes stimuliert und der Mann profitiert von einer tiefen Penetration. Man kann sich dabei in die Augen schauen, küssen oder einfach nur gegenseitig genießen. Der Mann hat aber auch Gelegenheit, die Brüste zu liebkosen. Probiert folgende Variante: Der Mann kann ebenfalls seine Beine ausstrecken oder anwinkeln. Tut ihm die Frau dies nach, ergeben sich unterschiedliche Empfindungen bei der Penetration und andere Reibungswinkel.

Die Kerze

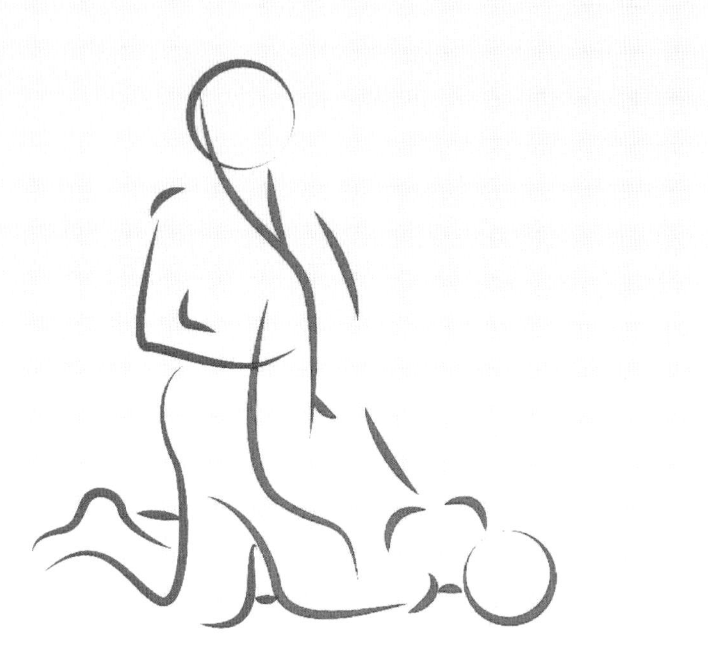

Die Frau macht mit ihrem Körper eine Kerze, die vielen bestimmt noch aus dem Schulsport bekannt ist. Die Beine werden gerade und geschlossen in die Luft gestreckt, das Becken und der untere Rücken werden dabei ebenfalls vom Boden gehoben und die Arme dienen angewinkelt als Stütze. Alternativ kann sie die Oberschenkel des Mannes umfassen und sich dort abstützen. Der Mann kniet vor der Kerze und kann die geschlossenen Beine, an den Fußgelenken umfassend, nur halten oder rechts und links an seine Schultern legen. Alternativ kann er seine Hände unter den Po der Frau schieben und so den Winkel der Penetration ändern. Auch hier ergeben sich unzählige Variationen: von einem Spagat der Frau bis hin zu einer Öffnung oder einem festen Zusammenpressen der Beine. Der Scheideneingang verengt oder öffnet sich, je nachdem.

Der Waffenstillstand

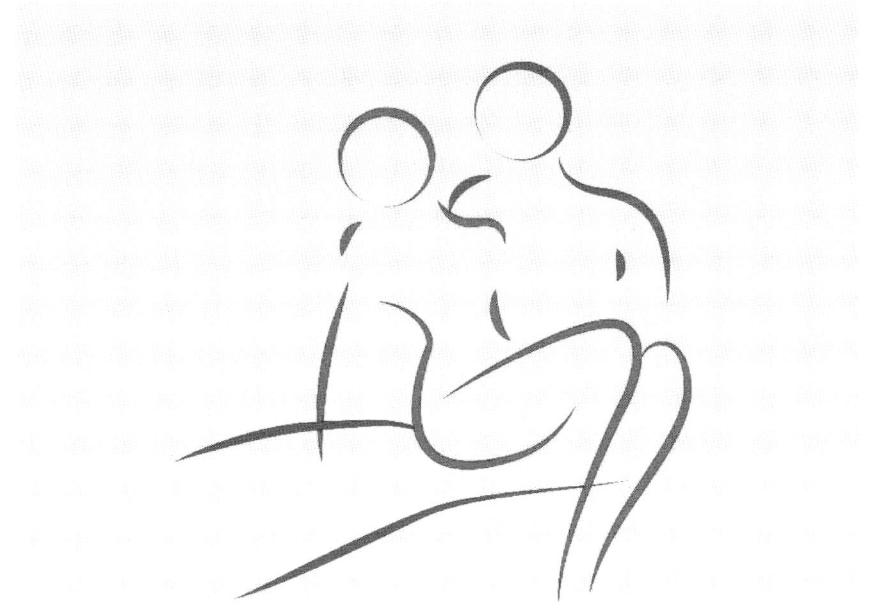

Wer nicht ins Schwitzen geraten möchte und eher entspannte Stellungen bevorzugt, sollte diese Position probieren. Der Mann liegt auf der Seite und die Frau legt sich parallel zu seinem Körper auf den Rücken. Dann schwingt sie die Beine angewinkelt mit geschlossenen Knien, im rechten Winkel, locker um seine Hüfte und bleibt dabei mit dem Rücken flach auf der Unterlage. Der Mann kann nun tief in sie eindringen, dabei ihre Beine umfassen oder zwischen den etwas geöffneten Beinen die Klitoris stimulieren. Die Frau kann die Arme entspannt über den Kopf strecken, seitlich ablegen, ihre Brüste massieren oder selbst ihre Klitoris stimulieren.

Die Ziege und der Baum

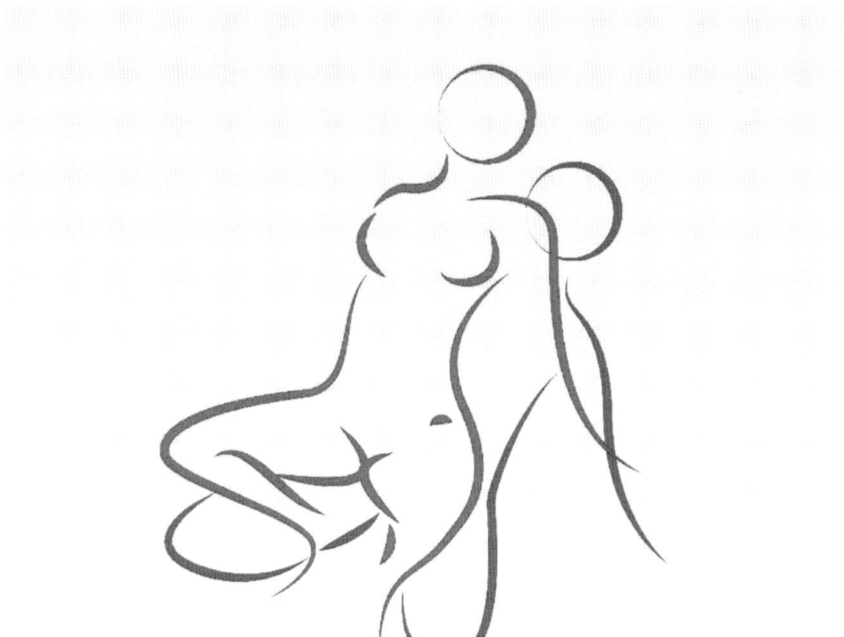

Auch für diese Position muss man kein Akrobat sein. Als Mann kann man sich auf einen Stuhl, aufs Sofa oder einen Sessel setzen, im Bett setzt er sich auf seine Unterschenkel. Die Frau setzt sich, mit dem Rücken zu ihm gewandt, auf seinen Schoß. Der G-Punkt wird in dieser Stellung besonders stimuliert und die Frau kann durch ihre Haltung des Oberkörpers die Empfindungen bei der Penetration vielfältig steuern. Im Prinzip reitet sie auf dem Penis, daher ist sie auch für das Tempo verantwortlich. Ein weiteres Plus ist, dass der Mann um sie herum fassen kann und die Brüste berühren und massieren kann. Küssen kann man sich dabei auch, wenn die Liebste den Kopf zur Seite dreht.

Der lüsterne Beinstrecker

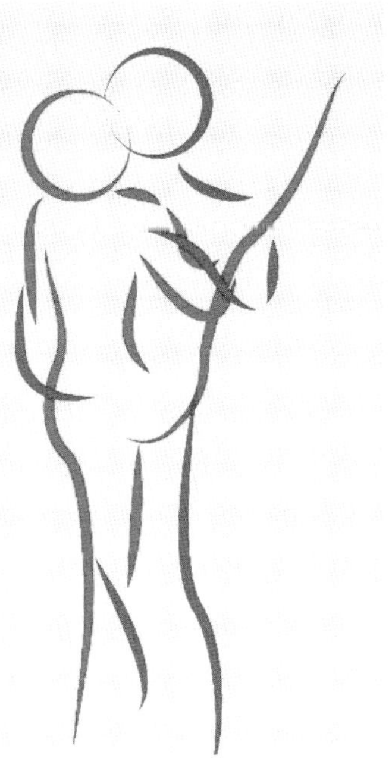

Wer sportlich ist, sollte sich mit dieser Position versuchen: Der Mann nimmt einen sicheren, festen Stand ein und beugt leicht seine Knie, während sich die Frau ihm gegenüberstellt. Sie umfasst den Hals des Mannes, während er seine Arme um ihre Taille schlingt. Nun winkelt sie ein Knie an und rutscht mit dem dazugehörigen Fuß auf die Schulter des Mannes und streckt das Bein aus. Wenn sie Tänzerin ist, darf sie auch gleich das ausgestreckte Bein in einem Schwung an seine Schulter lehnen. Im Prinzip macht die Frau einen vertikalen Spagat. Während der Mann besonders tief in sie eindringen kann, kann er gleichzeitig seine Hände unter ihren Po schieben und die Stöße steuern oder ihren angewinkelten Oberschenkel umfassen. Die Frau kann sich nun eng an den Mann heranziehen oder ihren Oberkörper etwas nach hinten fallen lassen, um die Stimulation gefühlsmäßig zu verändern.

Tipp zum Einnehmen der Position: Die Frau kann ein Bein lang ausgestreckt auf eine Kommode, auf die Sofalehne oder einer ähnlichen Erhöhung ablegen, wie bei einer Muskel-Dehnungsübung, bei der man versucht, die Fußspitzen zu erreichen. Der Mann schlüpft nun zwischen Körper der Frau und Möbelstück, ergreift das gedehnte Bein und legt es sich ganz langsam auf die Schulter, indem er es in die Höhe hebt.

Die Schubkarre

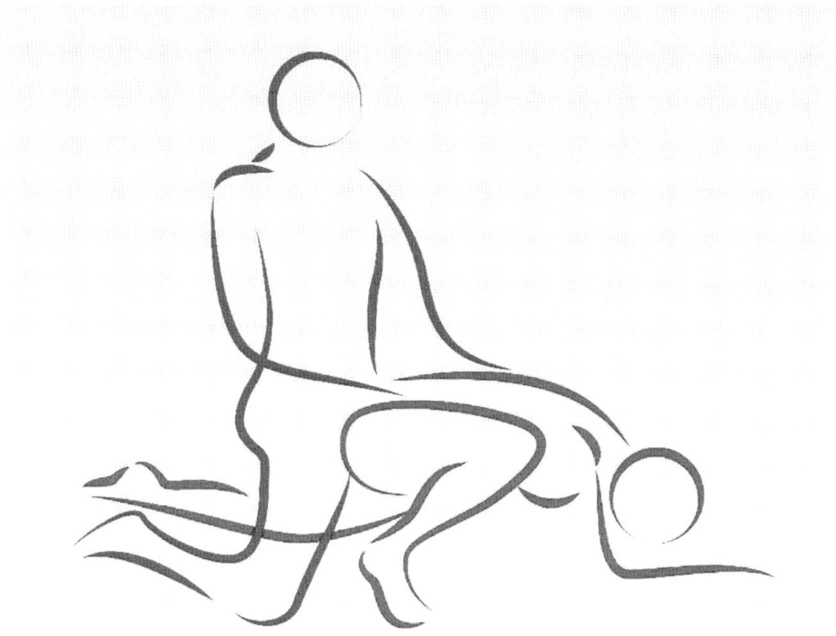

Eine weitere Herausforderung ist diese Stellung, bei der die Frau kniet und sich auf ihren Armen abstützt. Der Mann kniet hinter ihr und unterstützt ihr Becken mit den Händen, während sie ein Bein anhebt und nach hinten gerade ausstreckt. Da das Heben des Beines auf die Dauer sehr anstrengend ist, kann sie das Bein alternativ ablegen und dabei das andere Knie anwinkeln und sich auf den Fuß stellen. Eine sehr intensive und lustvolle Stellung, bei der der Mann eine Hand auch zur Stimulation der Klitoris abstellen kann.

Tipp zum Einnehmen der Position: Vielleicht kennst Du als Frau aus dem Schulsport oder durch Teilnahme an Bundesjugend- oder Leichtathletikspielen die Startposition bei einem Sprinterlauf: Man geht in die Hocke, ein Bein wird nach hinten ausgestreckt, die Fußspitzen werden zum Abstoßen auf den Boden gestellt und die Hände werden gespreizt vor sich aufgestellt. Dann hebt man den Po nach oben, wenn die Worte „Auf die Plätze ... fertig ...“ ertönen. Bei „Los“ würdest Du loslaufen. Genau diese Position nimmst Du ein, Dein Partner kniet sich dabei hinter Dich, eng an Deinem Po. Er ergreift nun den nach hinten ausgestreckten Oberschenkel und zieht ihn nach oben und schon seid ihr in der gewünschten Position.

Vulkanfieber

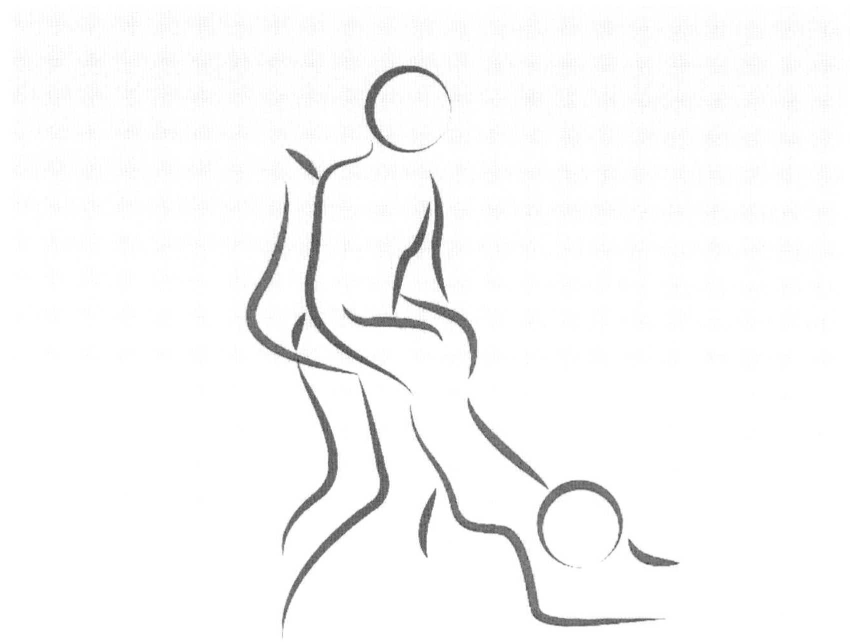

Wir steigern die sportliche Fitness mit dieser Stellung: Die Frau stützt sich mit gestreckten Armen mit ihren Händen auf dem Boden ab, der Mann steht hinter ihr und legt seine Hände an ihr Becken, um es hochzuheben. Dabei klemmt sie ihre Beine rechts und links unter seine Arme und legt ihre Waden an die Rückseite seiner Oberarme oder an seine Schulterblätter. Alternativ kann die Frau sich auch auf dem Bett abstützen, wenn sie nicht bis zum Boden kommt. Der Mann sollte die Frau gut durch seine Hände an ihren Hüften unterstützen. Ohne Körperspannung geht diese Position garantiert in die Hose. Aber man muss beim Sex auch mal Lachen können.

Tipp zum Einnehmen der Stellung: Als Frau machst Du „einen Frosch“, vielleicht kennst Du diese Körperposition aus dem Yoga. Du gehst in die Hocke und legst Deine Hände vor Dich auf den Boden, um Dich auf ihnen abzustützen, Dein Gewicht verlagerst Du nach vorn. Dein Partner stellt sich hinter Dich und ergreift Deine Hüfte, um Dich hochzuheben, dabei klemmst Du seine Hüfte mit den Beinen ein. Hat Dein Partner Probleme im unteren Rückenbereich und kann nicht „schwer heben“, dann probiere die Froschposition an der Wand: Nimm die Froschposition mit dem Po zur Wand ein und stütz Dich dabei mit den Füßen an der Wand ab, indem Du Deine Füße ca. einen halben Meter über dem Boden an die Wand stellst. Je höher Du dabei kommst, desto besser für den Mann. Dein Partner schlüpft nun schnell unter Dir hindurch oder macht einen großen Schritt von oben über ein an die Wand gestelltes Bein und stellt sich zwischen Deinen Beinen auf, ergreift Deine Oberschenkel und zieht sie an sich heran und schon habt ihr die Position inne.

Begegnung mit einer Kuh

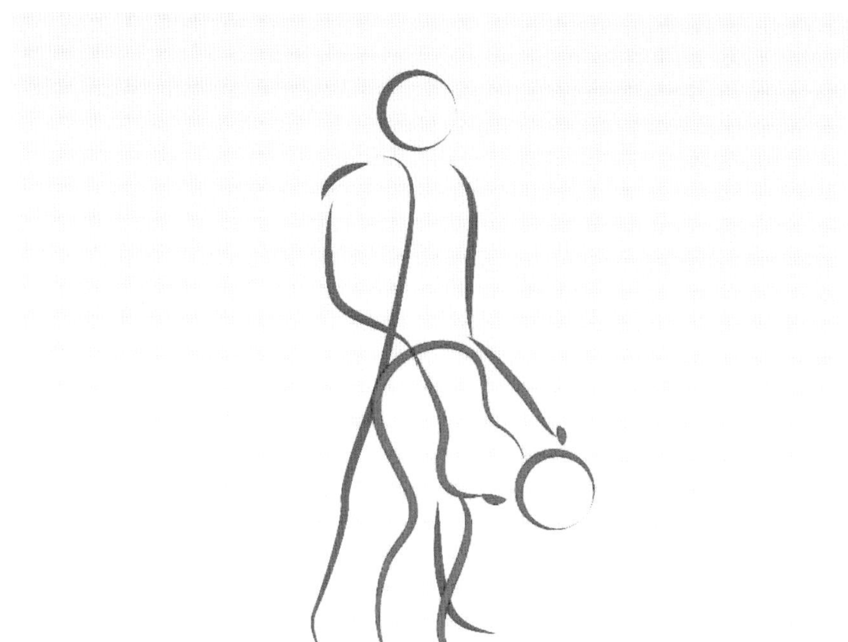

Zum Schluss noch eine moderate Position: Der Mann stellt sich aufrecht mit leicht gebeugten Knien und seine Partnerin mit leicht geöffneten Beinen vor ihn und wendet ihm den Rücken zu. Sie presst ihr Becken an seine Hüfte und beugt sich nun so weit nach vorn, bis sie mit den Händen den Boden bzw. ihre Füße berühren kann. Dort stützt sie sich mit den Händen ab. Wenn sich der Mann an eine Wand stellt, kann die Frau sich mit ihrem ganzen Gewicht gegen den Körper des Mannes lehnen und die Penetration intensivieren. Die Hände des Mannes ruhen auf den Hüften der Frau und können die Stoßbewegungen steuern oder sich um ihren Oberkörper schlingen und ihre Brüste bzw. die Klitoris berühren.

Hinter vorgehaltener Hand

PROBLEME, ÜBER DIE KEINER GERN SPRICHT

Obwohl wir in einer aufgeklärten Gesellschaft leben, die kaum noch Tabus kennt und eine sexuelle Freizügigkeit proklamiert, gibt es doch noch Themenbereiche, über die man lieber schweigt und bei Auftreten zwischenmenschliche Beziehungen sehr belasten können. Auch wenn in medizinischen Fachzeitschriften, Reportagen und Aufklärungsbroschüren der Pharmaindustrie darüber berichtet wird, scheint es eine Hemmschwelle zu geben, sich bei diesen Schwierigkeiten Hilfe zu holen oder mit seinem Partner darüber zu reden. Ob dies aus Scham, Herunterspielen der Problematik, Desinteresse oder mangelnder Unterstützung von ärztlicher Seite heraus passiert, ist vermutlich von jedem Einzelfall abhängig. Wahrscheinlich ist jedoch, dass jeder von uns im Laufe seines Lebens einmal in Berührung kommt mit den nachfolgenden Themen, die so wichtig sind, dass man darüber nicht schweigen sollte.

ERЕKTILE DYSFUNKTION BEI MÄNNERN

Eine meiner Schwestern führte einmal eine Beziehung mit einem deutlich älteren Mann. Als sie ihn kennenlernte, war sie schier hin und weg von ihm, denn er hatte neben einer ehrlichen Persönlichkeit alles, was sie als anziehend empfand: eine dunkle, sonore Stimme, breite Schultern, eine schmale Taille, kräftige Hände und volles, gewelltes Haar. Sie freute sich wie eine Schneekönigin auf die erste intime Begegnung und fieberte dem Geschlechtsverkehr sprichwörtlich entgegen. Als es endlich zum Sex kommen sollte, passierte etwas, was sie im Leben nicht erwartet hatte: nämlich nichts. Sie gab sich fast eine Stunde lang alle Mühe und zauberte alles aus dem Hut, was eine Frau bieten kann. Aber der Mann bekam keine Erektion. Der sexuelle Akt blieb aus und er machte auch ferner keine Anstalten, ihre, durch dieses sonst sehr schöne und intensive Vorspiel erzeugte, Erregung mit anderen Mitteln zu befriedigen, schließlich besaß er noch zwei gesunde Hände und einen Mund. Meine Schwester schluckte ihre tiefe Enttäuschung herunter und zeigte Verständnis für seine Situation. Sie erklärte sich insgeheim, dass er wohl durch die körperliche Begegnung mit einer jüngeren Frau unter Druck geriet und aufgrund eines längeren Single-Daseins mit der Situation etwas überfordert wäre.

Nun, der Geschlechtsverkehr blieb weiterhin aus, denn die Situation wiederholte sich. Meine Schwester bekam es mit der Angst zu tun, sollte der sonst so perfekte Mann etwa nicht in der Lage sein, eine intime Beziehung zu führen? Er machte von sich aus leider keine Anstalten, etwas an der Situation ändern zu wollen. Er entschuldigte sich zwar, aber spielte es seinerseits herunter, indem er zu verstehen gab, dass Sex für ihn nebensächlich war. Meine Schwester, stets verständnis- und liebevoll, versäumte es, ihm zu sagen, wie sehr sie die körperliche Nähe mit ihm genoss und dass sie sich nichts sehnlichster wünschte, als seine Männlichkeit voll und ganz zu spüren. So vergingen einige Wochen und sie lernte, dass die Einnahme psychopharmazeutischer Medikamente und ein übermäßiger

Alkoholkonsum für das Ausbleiben eines steifen Penis verantwortlich gemacht werden konnten. Dass der Mann starker Raucher war, kam als weiterer Faktor erschwerend hinzu.

Da sie nicht untätig in dieser unbefriedigenden Situation verweilen wollte, besorgte meine Schwester potenzsteigernde Tabletten und man einigte sich darauf, diese auszuprobieren. Und siehe da, ab diesem Zeitpunkt funktionierte alles wie am Schnürchen. Zwar kam es nie zu spontanem Bettsport, da die Tablette eine halbe bis eine Stunde vor dem Sex eingenommen werden musste, aber das spielte keine Rolle. Manchmal überraschte der Freund meine Schwester mit einer Erektion, indem er heimlich eine Tablette nahm. Bei einer späteren urologischen Routine-Untersuchung thematisierte er die Erektionsschwierigkeiten seinem Arzt gegenüber und ohne Probleme erhielt er ab sofort entsprechende Medikamente auf Rezept. Von da an erlebten beide eine überaus befriedigende und schöne Sexualität.

Wir fassten uns ein Herz und fragten zu dieser Zeit ein wenig im Bekannten- und Freundeskreis nach und waren überrascht, dass nicht wenige Frauen und Männer von Erektionsstörungen berichteten. Bei den Männern in fortgeschrittenem Alter aus unserem näheren Umkreis war die erektile Dysfunktion, wie die dauerhafte Erektionsstörung in der Fachsprache genannt wird, als Nebenwirkung von blutdrucksenkenden Medikamenten bekannt oder auf eine Diabetes-Erkrankung zurückzuführen.

Was man umgangssprachlich oft abwertend, schimpfend oder ironisch als „Impotenz" bezeichnet, ist in Wahrheit eine große Bandbreite möglicher sexueller Störungen. Nicht hinter jeder ausbleibenden Erektion steckt ein gesundheitliches Problem, welches einer Behandlung bedarf. Wenn der Penis gelegentlich nicht steif genug wird oder vorzeitig erschlafft, ist dies kein Weltuntergang. Männer jeden Alters können aufgrund von Stress, körperlicher Erschöpfung oder mangelnder Entspannung Opfer dieses Streikverhaltens werden. Erst wenn die mangelnde Fähigkeit, eine Erektion zu bekommen und diese für den sexuellen Akt aufrechtzuerhalten, dauerhaft ohne Unterbrechung für mindestens 6 Monate anhält, sprechen Mediziner von einer erektilen Dysfunktion.

Mit zunehmendem Alter steigt die Gefahr, von einer Potenzstörung betroffen zu sein: Nach einer Erhebung der Universität Köln betrifft diese Erkrankung jeden zehnten Mann in den Vierzigern, bei den 60- bis 69-Jährigen hat bereits jeder dritte dieses Problem. Man geht davon aus, dass es im Verborgenen viel mehr Männer betrifft, die sich weder behandeln lassen noch sich einem Arzt anvertrauen. Dabei kann eine frühzeitige Untersuchung Leben retten, denn oft ist die Impotenz ein Warnzeichen für eine lebensbedrohliche Gefäßerkrankung und kann unter Umständen einen Herzinfarkt oder Schlaganfall nach sich ziehen.

Wie bereits in diesem Buch erwähnt, werden bei sexueller Erregung des Mannes Botenstoffe und Hormone, die im Gehirn und in der Nebenniere produziert werden, ausgeschüttet. Der Körper reagiert darauf, indem er die Arterien, die den Penis mit Blut versorgen, erweitert, um größere Mengen durch und in die Schwellkörper zu lassen. Muskelzellen werden gleichzeitig entspannt, um mehr Mengen Blut zur Verfügung zu haben. Die Schwellkörper werden gefüllt, werden größer und drücken auf die Penisvenen, um einen Rückfluss des Blutes zu verhindern. Das mit Blut gefüllte Glied schwillt an, gewinnt an Länge und Durchmesser und stellt sich auf: Die Erektion ist da.

Bleibt eine Erektion aus, fließt zu wenig Blut in den Penis und/oder gleich durch die Venen wieder zurück. Die Durchblutung der Geschlechtsorgane ist gestört. Erkrankungen, die Einnahme von Medikamenten und eine ungesunde Lebensführung, die mit Durchblutungsstörungen verbunden sind, gehören zu den häufigsten Ursachen einer Potenzstörung, z. B.

- Arteriosklerose (Venenverkalkung)
- Diabetes mellitus (Zuckerkrankheit)
- Bluthochdruck

- Stoffwechselstörungen
- Gefäßerkrankungen
- Psychopharmazeutische Medikamente, wie z. B. Antidepressiva
- Blutdrucksenkende Medikamente
- Stark entwässernde Medikamente
- Alkoholkonsum
- Rauchen
- Übergewicht
- Bewegungsmangel
- Ungesunde Ernährung
- Mangel an Spurenelementen und Vitaminen

In seltenen Fällen kann ein niedriger Testosteronspiegel, eine Erkrankung der Prostata, eine Verletzung des Rückenmarks oder des Beckens, wie z. B. ein Bandscheibenvorfall, vorliegen. Einige Operationen und Bestrahlungen während einer Chemo-Therapie können ebenfalls dauerhafte Erektionsstörungen auslösen.

Weitere Ursachen sind Erkrankungen des zentralen Nervensystems, z. B. Demenz, Multiple Sklerose oder Morbus Parkinson. Auch eine Sauerstoffunterversorgung der Gefäße aufgrund einer Schlafapnoe ist unter den zahlreichen Ursachen zu finden. Bei Auftreten einer längerfristigen Potenzstörung sollte in jedem Falle ein Arzt zu Rate gezogen werden. Unbedingt abzuraten ist vom Kauf von Medikamenten im Internet, die eine Potenzsteigerung versprechen. Diese kommen häufig anonym und ohne Bezeichnung, Beipackzettel oder jegliche Inhaltsangabe ins Haus. Schwerwiegende Nebenwirkungen sind nicht auszuschließen, da diese unter Umständen in einem osteuropäischen Kellerlabor zusammengemischt werden und sich jeglicher pharmazeutischen Aufsicht entziehen. Die häufigsten, in Deutschland verschreibungspflichtigen Medikamente für eine Erektile Dysfunktion stammen aus der Familie der PDE-5-Hemmer und sind unter den Namen Sildenafil, Tadalafil, Vardenafil und Avanafil bekannt. Sie verhindern eine Erschlaffung der Penismuskulatur und entfalten ihre Wirkung 15 bis 60 Minuten nach der Einnahme und können in Einzelfällen auch als Dauermedikation eingenommen werden. Noch zu erwähnen wäre, dass es auch pflanzliche Präparate und Stoffe zur Potenzsteigerung gibt, die allerdings ähnliche Nebenwirkungen wie die chemischen Medikamente haben können, z. B. Kopfschmerzen, Unruhe, Schlaflosigkeit, daher sollte man sich auch hier fachmännisch beraten lassen. Einige potenzsteigernde Mittel natürlichen Ursprungs:

♥ **Yohimbin** aus der Rinde des gleichnamigen Baumes ist verschreibungspflichtig und wird als Alternative zu Viagra eingesetzt.

♥ **Rotem Ginseng** sagt man eine Testosteronsteigerung nach und man kennt ihn aus der Traditionellen Chinesischen Medizin (TCM).

♥ **Maca**, eine peruanische Kressen-Art, wird von der südamerikanischen Bevölkerung laut Überlieferung neben anderen Erkrankungen auch für die Unterstützung der Sexualfunktion eingesetzt.

♥ **Damiana**, eine aus Südamerika stammende Heilpflanze, wurde bereits von den Mayas als Aphrodisiakum eingenommen.

♥ **Guarana**, eine tropische Pflanze aus Afrika, ähnelt Koffein und wird hauptsächlich in Brasilien als eine anregende Teemischung traditionell zur Leistungssteigerung verzehrt.

♥ **Safran**, bei uns als teures Gewürz bekannt, wird aus einer Krokusart gewonnen und soll traditionell die Potenz steigern.

♥ **Ginko bilboa** (der Samen einer chinesischen Baumart) sagt man eine durchblutungsfördernde Wirkung nach, er ist durch die Traditionelle Chinesische Medizin (TCM) bekannt geworden.

♥ **Mönchspfeffer** (Vitex agnus-castus) ist eine einheimische Heilpflanze, die traditionell bei sexueller Erschöpfung und Stress eingesetzt wird.

♥ **Kampfer** (Camphora) ist eine einheimische Heilpflanze, die in homöopathischer Form bei Erektionsstörungen eingesetzt wird.

♥ **Schierling** (Conium maculatum) ist ebenfalls eine einheimische Heilpflanze, die in der Homöopathie bei Potenzproblemen eingesetzt wird.

♥ **Antioxidantien** schützen die Gefäße vor Verkalkung und erleichtern die Blutversorgung, daher können verschiedene Präparate unterstützend auf den gesamten Organismus wirken, z. B. Vitamin E, D, Traubenkernextrakt und Astaxanthin.

♥ **Molybdän** als Spurenelement unterstützt die Potenz und ist in Getreideprodukten (z. B. Hafer und Buchweizen), aber auch in Knoblauch, Rosenkohl und Hülsenfrüchten enthalten.

♥ Gewürze wie **Sellerie**, **Liebstöckel**, **Curry**, **Rosmarin**, **Petersilie**, **Kurkuma**, **Bockshornklee** und **Knoblauch** haben antioxidative Eigenschaften, fördern die Durchblutung und sind in vielen alten Kulturen überlieferte Potenzmittel.

Wie stellst Du nun fest, ob eine Erektionsstörung körperliche Ursachen hat, die in die fachmännischen Hände eines Arztes gehören, oder ob ihr psychische Ursachen zu Grunde liegen, die man selbst durch eine Änderung der Lebensführung oder durch Identifikation der belastenden

Umstände verbessern kann? Hinweise, die möglicherweise auf eine gesundheitliche Erkrankung deuten:

✓ Deine Erektionsstörung entwickelt sich über einen längeren Zeitraum und die Erektion bleibt schließlich dauerhaft aus.

✓ Dein Penis wird bei dem intimen Kontakt mit dem Partner und auch bei der Selbstbefriedigung nicht steif.

✓ Natürlich auftretende Erektionen in der Nacht sowie am Morgen bleiben aus.

✓ Folgende Hinweise deuten auf psychische Ursachen:

✓ Du hast eine plötzlich auftretende Erektionsstörung.

✓ Die Erektionsstörung tritt nur in bestimmten Situationen auf, z. B. nach einem langen Arbeitstag, seelisch aufwühlenden Ereignissen oder Streit mit dem Partner.

✓ Du bist jünger als 50 Jahre.

Wenn Stress eine sporadisch auftretende Erektionsstörung verursacht, dann ist man gut damit beraten, sich Gedanken über seine Lebensführung zu machen und mögliche Stressfaktoren zu identifizieren. Stress betrifft uns mehr oder weniger alle, denn wir alle sind familiär, finanziell, persönlich oder beruflich gefordert. Stress hat viele Gesichter und Auswirkungen auf Körper und Geist:

Beruflicher Stress

Überstunden, ständige Erreichbarkeit, tragende Verantwortung, steigende Anforderungen, Konkurrenzkämpfe am Arbeitsplatz, Mobbing, Schichtarbeit, Dienstreisen, einseitige körperliche Belastungen (z. B. Bildschirmarbeit), Termindruck etc.

Familiärer Stress

Ungelöste Konflikte, Pflege eines Angehörigen, Streit mit dem Partner, Schwierigkeiten in der Kindererziehung etc.

Finanzieller Stress

Arbeitslosigkeit, Existenzangst, Geldsorgen, Schulden, laufende Kredite etc.

Persönlicher Stress

Tod eines geliebten Menschen, Krankheit eines geliebten Menschen, gesundheitliche Einschränkungen oder Beschwerden (z. B. chronische Schmerzstörungen), akute und chronische Infektionen (z. B. wiederkehrende Erkältungen, Entzündungen der Harnwege), Wetterfühligkeit, Depressionen, Schlafstörungen, Umweltgifte, Ängste, Einsamkeit, Leistungsdruck in sportlichen oder freizeitlichen Organisationen und Vereinen (z. B. ehrenamtliche Tätigkeit) etc.

Um Stress und die negativen Auswirkungen auf Körper und Geist erfolgreich abzuwehren und zu minimieren, gibt es viele Techniken. Vermutest Du eindeutig eine seelische und körperliche Anspannung, die zu einer sporadisch auftretenden ausbleibenden Erektion beim Liebesspiel führt, sind Hilfe zur Entspannung, ausreichend Zeit zur Erholung, seelisches Wohlbefinden und ein gesunder Lebenswandel die wichtigsten Aspekte, denen Du Dich widmen solltest. Hier kommen ein paar Tipps, wie Du Stress erfolgreich bewältigen kannst:

♥ Ausdauersportarten wie Laufen, Nordic Walking, Jogging, Schwimmen, Fahrradfahren oder Fitnesstraining. Idealerweise baust Du eine körperliche Betätigung 2- bis 3-mal die Woche in Deinen Alltag ein.

♥ Entspannungstechniken wie Yoga, Meditation, progressive Muskelentspannung, aber auch Auszeiten vom Alltag durch eine Massage, Wellness-Behandlungen oder Spaziergänge in der Natur sind hilfreich.

♥ Eine gesunde Ernährung stellt sicher, dass Dein Körper mit allen Nährstoffen versorgt wird, die er braucht. Sie sollte abwechslungsreich und ausgewogen sein sowie durch Trinken von ausreichend Wasser unterstützt werden. Vollkornprodukte, Hülsenfrüchte, Obst, Gemüse, Nüsse und sogenannte „Power-Foods" sollten täglich auf dem Speiseplan stehen.

♥ Entspannende Kräutertees können helfen, rascher abzuschalten. Die Zubereitung eines Tees z. B. nach einem langen Arbeitstag kann zu einem geliebten Ritual werden. Baldrian, Lavendel, Melisse, Johanniskraut und Hopfen sind bekannte Kräuter zur inneren Auflösung von Unruhe.

♥ Prioritäten setzen: Bist Du zahlreichen Anforderungen und Zeitdruck ausgesetzt, solltest Du Unnötiges von Nötigem unterscheiden lernen. So bekommst Du einen besseren Überblick über Deine Anforderungen und kannst Dir Deine Zeit besser einteilen. Das Führen einer Prioritätenliste kann Dir helfen, Kernaufgaben zu benennen und den Rest zu delegieren oder unter den Tisch fallen zu lassen.

♥ Zeit für Erholung muss sein, damit sich Dein Körper regenerieren kann. Achte auf ausreichend Schlaf und Freizeit, in der Du Dich nur den Dingen widmest, die Dir Freude bereiten.

♥ Ein starkes soziales Umfeld: Verbringe regelmäßig Zeit mit Freunden, Familie und dem Partner, das stärkt Dein Wohlbefinden. Menschen mit guten zwischenmenschlichen Freundschaften und Beziehungen sind weniger stressanfällig als einsame Menschen.

♥ Lachen ist gesund und baut Stress ab. Hast Du gerade niemanden zur Hand, der Dich zum Lachen bringt? Dann schau Dir einen lustigen Film an oder lies ein lustiges Buch.

♥ Lerne, „Nein" zu sagen. Halse Dir nicht mehr auf, als Du bewältigen kannst. Im Privaten wie Beruflichen ist es wichtig, sich abzugrenzen, um nicht überfordert zu werden. Wer aus falsch verstandener Hilfsbereitschaft oder anerzogener Dauerhöflichkeit zu allem „Ja" sagt, gerät schnell unter Druck.

♥ Positives Denken. Wer im Stress ist, verliert sich schnell in einem negativen Denkkarussell. Schreibe regelmäßig auf, wofür Du dankbar bist. Das verändert die Perspektive und holt Dich aus der Grübelei.

♥ Nimm Dir Zeit für Dinge, die Dich erfüllen. Mach Dir klar, was Dich motiviert, inspiriert, was Du liebst und wobei Du Spaß hast. Wenn wir im Stress sind, haben wir für gewöhnlich diese Dinge schon länger sträflich vernachlässigt.

Damit sich ein Erektionsproblem nicht zu einer psychischen Belastung in der Beziehung ausweitet, sollte damit offen umgegangen werden. Daher ist es absolut wichtig, darüber zu sprechen. Wenn Deine Partnerin z. B. nicht weiß, dass Dein Kopf voll ist, Probleme oder Sorgen Dich beschäftigen, könnte sie es persönlich nehmen und es als Desinteresse einstufen oder einer mangelnden Anziehungskraft zuschreiben. Um Missverständnisse vorzubeugen, öffne Dich und erzähle, was Dich gerade beschäftigt. Gemeinsam könnt ihr auch überlegen, welche Schritte zur Abhilfe unternommen werden können.

ORGASMUSPROBLEME BEI FRAUEN

Eine jüngste Umfrage aus Deutschland zeichnet ein trübes Bild, denn von den knapp 1.000 Frauen, die befragt wurden, haben nur 18 % bei jeder intimen Begegnung einen Orgasmus. Zum Vergleich: Bei den Männern sind es 48 %. Eine internationale Studie mit 14.500 Teilnehmern aus 17 Ländern verbessert das Ergebnis nicht, auch hier kommen nur 20 % der Frauen regelmäßig beim Sex mit dem Partner zum Höhepunkt.

In der Zwischenzeit wird vorgetäuscht. Meistens jedenfalls. Anders ist es wohl nicht zu erklären, dass Männer nicht zuhauf hellhörig werden und sich um die Auflösung dieses Missverhältnisses kümmern. Dabei liegen den Ursachen noble Gründe vor, denn die meisten Frauen, die ihrem Partner gelegentlich oder regelmäßig einen Höhepunkt vortäuschen, machen es, um der intimen Erfahrung keine Schmälerung der Bedeutung beizumessen und um ihren Partner nicht zu enttäuschen. Die weibliche Sexualität wird trotz Feminismus und Aufklärungsbewegung nach wie vor gehandhabt wie der heilige Gral auf dem Schwarzmarkt. Fachleute wie Laien sehen Gründe in der mangelnden körperlichen Befriedigung der Frau in der Pornoindustrie, die den Männern fälschlicherweise vorgaukelt, eine alleinige Penetration des Vaginaltraktes würde vollkommen ausreichen, um einer Frau einen Orgasmus zu bescheren; in einem mangelnden Aufklärungswillen (warum zeigen viele Frauen ihren Partnern nicht, wie und wo sie stimuliert werden möchten?) und der Vorspiegelung falscher Tatsachen, nämlich dem Orgasmus. Wie immer liegt die Wahrheit vermutlich irgendwo in der Mitte.

Um die Männer zu entlasten, muss erwähnt werden, dass die weibliche Sexualforschung ein sehr junges Fachgebiet ist, denn die Anatomie der Klitoris fand erst 1998 ihren Weg in wissenschaftliche Veröffentlichungen. Es existiert eine Schrift aus dem Jahr 1559 von dem italienischen Gelehrten Renaldus Kolumbus, der sich eingehend mit der Klitoris und ihrer Wirkungsweise vertraut machte, daher ist davon auszugehen, dass frühe Aufzeichnungen über den weiblichen Körper und dessen Lustpunkte sehr lange gesellschaftlich unterdrückt wurden.

Augenscheinlich ist bzw. war es ein leitendes Motiv in der Medizingeschichte, aber auch in der historischen Geschichte des Menschen, immer mehr Aufmerksamkeit dem männlichen Körper und seiner Bedürfnisse zu schenken als dem weiblichen. Hier kommen unzählige Faktoren zusammen, unter anderem eine sehr stark ausgeprägte Geschlechterrolle bis ins späte 19. Jahrhundert, ein erheblicher Einfluss der Kirche auf das sexuelle Verständnis beider Geschlechter, die Tabuisierung des Geschlechtsaktes und das gesellschaftliche Verbot von Sex vor der Ehe, um hier nur ein paar zu nennen.

Der Wunsch einer männlichen Dominanz, Kontrolle über die weibliche Sexualität auszuüben, ist heute noch aktuell: Bis heute existieren Kulturen, in denen ein Mädchen im vorpubertierenden Alter im Rahmen einer gewaltsamen Beschneidung von ihrer Klitoris getrennt wird (z. B. in Ägypten, Guinea, Dschibuti, Mali, Somalia, Sudan etc.). Meistens werden die Schamlippen gleich mit entfernt und die Scheide wird über den Scheideneingang hinaus zugenäht, so dass nur die Harnröhre frei bleibt. Abgesehen davon, dass viele Mädchen aufgrund des Blutverlustes ihr Leben verlieren, leiden diese Mädchen und späteren Frauen ihr Leben lang unter den Folgen dieser verbrecherischen Verstümmelung. Durch die Einwanderung fremder Kulturen nach Europa existiert auch in der westlichen Welt eine hohe Dunkelziffer an diesen durchgeführten Ritualen.

Die Autorin Sandra Konrad erklärt in ihrem Buch „Das beherrschte Geschlecht. Warum sie will, was er will", dass jahrhundertelange Unterdrückung der weiblichen Lust durch gewaltsame Disziplinierung, strenge Keuschheitsregeln und abstruse Theorien über die weibliche Leidenschaft ihre Spuren bis in die heutige Zeit hinterlassen hat. In einem Interview erzählt sie, mit der sexuellen Revolution hätten sich neue Normen und Zwänge eingeschlichen, die es den Frauen erschweren, sich den eigenen Bedürfnissen zu stellen. Dabei kristallisiere sich heraus, dass die Lust des männlichen Partners über die eigene gestellt würde. Eine Art sexueller Leistungsdruck habe sich bei jungen Frauen etabliert, welcher sich in Schönheitswahn, aggressiven Diäten, dem Schämen über Aussehen und Geruch der Vagina und dem Erlernen von Sexpraktiken aus Pornos äußere, um für den Partner gut im Bett zu sein. Um jeden Preis wolle man als attraktiv gelten und ordne sich aus diesem Grund dem Mann unter. Die eigene Befriedigung hätte in diesem Selbstverständnis nur eine minderwertige Rolle.

Von diesem Interview angeregt, machte ich mich auf und befragte sieben Frauen in meinem Freundes- und Bekanntenkreis, die unisono angaben, dass sie in jüngeren Jahren nur mit Männern Sex hatten, weil sie dachten, „es würde von ihnen erwartet", aus Angst, diesen zu verlieren oder weil sie Gefühle für ihn hatten und dabei versuchten, ihm zu gefallen, indem sie (fast) alles mitmachten. Erst in einer festen Beziehung und auf einer gleichberechtigten Vertrauensbasis hätten sie, zumeist in älteren Jahren, sexuelle Erfüllung gefunden. Nun, wie eine Frau zu ihren Bedürfnissen steht und ob sie diese als wichtig oder weniger wichtig ansieht, liegt selbstverständlich in der Eigenverantwortung. Es gibt jedoch Orgasmusprobleme, wo Hilfe nicht weit ist und die sich lösen lassen:

Körperliche Umstellung während der Wechseljahre:

Während der Menopause nimmt der Östrogenspiegel im Körper kontinuierlich ab, dadurch wird die Scheidenschleimhaut dünner und trockener. Eine mangelnde Feuchtigkeit der Vagina während der sexuellen Erregung kann Beschwerden beim Geschlechtsverkehr verursachen, aber auch das sexuelle Verlangen kann nachlassen. Zur Abhilfe gibt es vaginale Salben und Cremes, die den Scheidengang befeuchten, auch eine Hormontherapie in Form von Zäpfchen oder Tabletten kommt in Frage, wenn sexuelle Funktionsstörungen und körperliche Beschwerden, wie z. B. Hitzewallungen, Unkonzentriertheit, Schlaflosigkeit etc., überhandnehmen. Als

Alternative gibt es pflanzliche Präparate mit einer natürlichen, in der Natur vorkommenden Hormonquelle, die sich positiv auf die Begleiterscheinungen der Wechseljahre auswirken können. Eine medizinische Beratung findet für jede Frau individuell heraus, welche Therapie sinnvoll ist.

Frauenleiden wie Endometriose, Myome, Zysten etc.:

Nur eine gynäkologische Untersuchung bringt Klarheit darüber, ob hinter einer mangelnden Orgasmusfähigkeit eine körperliche Erkrankung der Fortpflanzungsorgane steckt. Daher sollte man sich unbedingt mit einem Arzt beraten. Mögliche Therapieformen sind die Gabe von Hormonpräparaten sowie minimalinvasive Eingriffe, wie z. B. die Bauchspiegelung.

Faktor Zeit:

Wenn „er" zu früh kommt, bevor „sie" ihren Orgasmus erreicht, fehlt ihr die benötigte Zeit, um den Höhepunkt zu erreichen. Es gibt zwei sehr einfache Wege, damit umzugehen. Der Mann könnte, wenn er gelegentlich „als Erster fertig ist", seine Hände, Finger, Zunge und Sexspielzeuge einsetzen, um die Partnerin weiterhin zu stimulieren, bis auch sie ihren Höhepunkt erreicht. Ferner sind Stellungen, in der die Frau Tempo und Rhythmus des Liebesspiels bestimmen kann, von Vorteil. Zum anderen kann der Mann seinen Samenerguss mit verschiedenen Techniken hinauszögern lernen. Dies kann schon einmal passieren und ist kein Drama. Aber: Von einer sexuellen Funktionsstörung spricht man, wenn ein Mann dauerhaft vor dem Eindringen in die Vagina oder kurz danach einen Samenerguss hat. Dies lässt sich mit einem körperlichen Training oder einer medikamentösen Behandlung unterbinden. Nur wenn man sich mit dieser Funktionsstörung einem Arzt anvertraut, kann dieser die notwendigen Schritte empfehlen.

Folgende Übungen helfen:

♥ Eine zweite sexuelle Interaktion nach dem Samenerguss verschiebt die Erregungsschwelle nach hinten, so dass es deutlich länger dauern kann, bis der zweite Orgasmus folgt; im Idealfall genügend Zeit für die Frau, ihren Höhepunkt zu erreichen. Ärzte verschreiben in dem Falle erektionsfördernde Medikamente, damit auch nach der ersten Ejakulation eine Erektion bestehen bleibt oder neu auftritt.

♥ Bei der Squeeze-Technik stoppt der Mann den Geschlechtsverkehr mehrfach kurz vor seinem Höhepunkt und drückt mit den Fingern auf die Hautverbindung (Frenulum) zwischen Eichel und Penis auf der Penisunterseite. Durch den Druck wird der Samenerguss hinausgezögert. Diese Technik sollte man bei der Selbstbefriedigung sorgfältig üben. Man kann die Partnerin einbeziehen, indem man sie an den „Drücker" lässt.

♥ Unter der Start-Stopp-Technik versteht man eine Vorgehensweise, bei der der Mann lernt, seine Erregung besser unter Kontrolle zu halten. Zu diesem Zweck unterbricht das Paar seine Bewegungen bzw. die Stimulation, bevor der Samenerguss eintritt. Um den richtigen Punkt abzupassen, ab wann die Ejakulation noch zu stoppen ist, sollte diese Technik auch bei der Selbstbefriedigung gut geübt werden. Dann wartet man ab, bis die Erregungskurve etwas abflacht, und beginnt von Neuem mit der Stimulation.

Unzulängliche Erregung der Frau:

Ein zu kurzes Vorspiel könnte hier als Ursache in Frage kommen, aber auch eine falsche oder ausbleibende Stimulation der Klitoris und/oder dem G-Punkt. In der Regel kommen Frauen nicht durch die in vielen Pornofilmen propagierte Rein-Raus-Rammeltechnik zum Höhepunkt und ja, es scheint vereinzelt noch männliche Fossilien zu geben, die das glauben. Anders verhält es sich bei Männern, deren Eichel beim vaginalen Verkehr stimuliert wird und die dadurch recht sicher zum Ziel kommen. Um also die Lustpunkte, die für den klitoralen und vaginalen (durch Stimulation des G-Punktes) Orgasmus verantwortlich sind, zu stimulieren, muss man ihnen die Hauptrolle im Liebesspiel zuteilen, zum Zweiten sollte man sich dabei Zeit lassen. Eine weitere Ursache ist die mangelnde Entspannung bzw. Stress, was es der Frau unmöglich macht, sich auf das Liebesspiel zu konzentrieren. Konflikte in der Beziehung, beruflicher oder familiärer Stress können Leistungsdruck verursachen und sich lustmindernd auswirken. Um Stress abzubauen, sind dieselben Tipps hilfreich, die bereits im Kapitel der erektilen Dysfunktion aufgeführt sind.

Mangelnde Kommunikation:

Wer seinem Partner einen Orgasmus vorspielt und nicht klar kommuniziert, was ihr gefällt und wie sie stimuliert werden möchte, ist im Prinzip selbst schuld. Man kann die Verantwortung für seinen Orgasmus nicht auf den Partner allein übertragen. Es ist unmöglich, vom anderen zu verlangen, stets zu wissen, was man gerade braucht und sich wünscht. Daher sollte man sich mitteilen. Die Gesprächstipps am Anfang dieses Buches helfen dabei.

Unkenntnis des eigenen Körpers:

Eine Studie der American Psychological Association aus dem Jahr 1953 hat eindeutig belegt, dass Frauen bei der Selbstbefriedigung in der Regel ähnlich schnell und zielsicher zum Orgasmus kommen wie die Männer. Um dem Mann zu zeigen, wie es geht, muss man zunächst selbst wissen, auf was sein Körper reagiert, wie man seine Lust steigert und sich erfolgreich befriedigt. Daher ist es ratsam, Hand anzulegen und sich selbst zu lieben. Und zwar mit allen Mitteln; erlaubt ist, was gefällt. Finger, Hände, Dildos etc., Hauptsache ist, man findet seinen ganz eigenen Weg zum Orgasmus.

Mangelndes Selbstbewusstsein:

Wenn man das Liebesspiel nicht genießen kann, weil man darüber nachdenkt, ob der Po zu klein, zu dick, zu groß oder zu dellig ist, Angst hat, ob dem Partner die Dehnungsstreifen an der Brust auffallen, und unter schweißtreibender Anstrengung beim Sex den Bauch einzieht, dann stehen die Chancen nicht gut, ein Feuerwerk der Lust zu erleben. Eine befriedigende Sexualität lebt vom Sich-Hingeben und Loslassen. Fehlt die Selbstsicherheit, ist es an der Zeit, sich dem Partner mitzuteilen. In 99 % der Fälle wird er gar nicht wissen, worüber Du Dir eigentlich Sorgen machst, und Dehnungsstreifen hat er an Dir sowieso noch nie gesehen. Wenn Du Deine Ängste und Unsicherheiten erzählst, wird Dein Partner, wenn er auf Zack ist, Dir sofort Deine Angst nehmen. Ein guter Partner liebt Dich so, wie Du bist, und schafft es, dass Du darauf vertraust. Im Übrigen ist ein erregter Mann beim Liebesspiel nicht mehr aufnahmefähig für unwichtige Details aus der Umgebung.

Häufigkeit eines Orgasmus:

Forschungsergebnisse legen den Schluss nahe, dass es eine Verbindung zwischen der Häufigkeit eines erlebten Orgasmus und der Erwartungshaltung an den Höhepunkt an sich gibt. Anders ausgedrückt: Wenn eine Frau eher selten bis gar keine Höhepunkte beim Sex erlebt, arrangiert sie sich mit diesem Zustand und gibt sich mit diesem Zustand zufrieden. Dies ist eine Erklärung dafür, dass befragte Frauen angeben, ihnen sei der Orgasmus nicht so wichtig wie den Männern. Hier beißt sich die Katze in den Schwanz, denn wer in das Liebesspiel mit einer geringen Erwartungshaltung einsteigt, hat nicht unbedingt die besten Voraussetzungen für ein befriedigendes Erlebnis. Abhilfe schafft hier eine regelmäßige Masturbation. Wer sich selbst wunderbare Orgasmen verschafft, der möchte dies auch mit dem Partner erleben und ist eher bereit, darüber zu sprechen oder zu zeigen, was dazu benötigt wird.

Psychische und Körperliche Erkrankungen:

Psychische Erkrankungen, wie z. B. eine Depression, und eine damit einhergehende medikamentöse Behandlung mit sog. selektiven Serotonin-Wiederaufnahmehemmern (Antidepressiva) können die Orgasmusfähigkeit auf neurologische Weise behindern. Ferner sind körperliche Krankheiten, die eine Schädigung des Nervensystems verursachen, z. B. Diabetes, Wirbelsäulenverletzungen, Multiple Sklerose und Krebsleiden, häufig ursächlich für Orgasmusstörungen. In diesen Fällen ist eine partnerschaftliche medizinische Beratung in Erwägung zu ziehen.

Körperliche und emotionale Traumata:

Eine traumatische Erfahrung, z. B. sexueller Missbrauch, Unfälle, Todesfälle, können die Lust an intimen Begegnungen auslöschen bzw. mindern. Besteht der Verdacht auf diese Erlebnisse, ist unbedingt ein fachkundiger Therapeut zu Rate zu ziehen. Eine Therapie kann helfen, Sexualität unbeschwert zu erleben.

Die Geburt eines Kindes

Die Geburt eines Kindes ist das wohl aufregendste Ereignis im Leben einer Frau, wenn auch das einschneidendste, denn sie geht Hand in Hand mit einer Lebensveränderung, die auch das Rollenverständnis der Frau innerhalb einer Beziehung beeinflusst. Aus einer Liebhaberin wird eine Mutter. Die hormonelle Umstellung des Körpers, ein neues Verantwortungsbewusstsein und eine bisher ungewohnte Tagesroutine bestimmen den Alltag. Sorgen um das Kind, eine Überforderung mit Haushalt, Kinderpflege und Beruf sowie die Angst, allen Anforderungen nicht gerecht zu werden, können sich negativ auf die Libido auswirken. Häufig verändert sich der Körper durch die Schwangerschaft und man fühlt sich nicht mehr so attraktiv wie vorher, was ebenfalls Ängste auslösen kann. Nur einfühlsame Gespräche mit dem Partner, Unterstützung im Alltag und Verständnis für die neue Lebenssituation können hier helfen, aber auch eine ärztliche Beratung, falls eine sogenannte Wochenbettdepression auftritt. 15 % aller gebärenden Frauen bekommen in den ersten drei Monaten nach der Geburt eine Depression, die sich durch dauerhafte Stimmungstiefs, häufiges Weinen, Angst, Schlafstörungen, Selbstzweifel, Grübeln, Gleichgültigkeit und Konzentrationsstörungen äußert. Ohne Behandlung, meist in Form von Psychotherapie oder Medikamenten, besteht das Risiko, dass sich die Depression zu einer chronischen Störung entwickelt.

ACHTUNG! GESCHLECHTSKRANKHEITEN!

Wenn wir „Geschlechtskrankheiten“ hören, dann verbinden dies viele Menschen automatisch mit ständig wechselnden Geschlechtspartnern, einschlägigen Etablissements, ungeschütztem Verkehr oder mangelnder Sexualhygiene. Wahrscheinlich ist es auch genau diesem Umstand zu verdanken, dass man darüber nicht gern spricht und sich oft sehr spät in ärztliche Behandlung begibt. Dabei werden nicht alle Krankheiten durch (häufigen) Partnerwechsel verursacht, wie Du im Nachfolgenden lesen kannst. Grundsätzlich schützt Geschlechtsverkehr mit Kondom vor einer Vielzahl von Viren, Bakterien und Parasiten, das muss ganz klar festgestellt werden (dennoch auch nicht immer, denn durch die Schleimhäute des Mundes werden auch Krankheitserreger weitergegeben), daher ist es zu empfehlen, bei flüchtigen Bekanntschaften, häufig wechselnden Partnern, One-Night-Stands und offenen Beziehungen bei allen Praktiken ein Kondom zu benutzen (auch bei Oralverkehr). Hier erhältst Du einen Überblick über die am häufigsten in Deutschland auftretenden Geschlechtskrankheiten, ihre Symptome und die Übertragungsmöglichkeiten. Bei den ersten Symptomen sollte sofort ein Facharzt für Geschlechtskrankheiten aufgesucht werden, wie z. B. ein Dermatologe, Urologe oder Gynäkologe, um irreversible Spätfolgen abzuwenden. Wenn aus Scham einer ärztlichen Konsultation aus dem Wege gegangen wird, gefährdest Du nicht nur Deine eigene Gesundheit, sondern auch die Deines Partners. Daher sollte verantwortungsbewusst gehandelt und der Partner unbedingt über erste körperliche Symptome informiert werden.

Ich erinnere mich, dass mein Bruder einmal, als er noch Teenager war, von einer Studienfahrt zurückkehrte und zahlreiche ungebetene Gäste im Gepäck hatte: Filzläuse. Dies brachte ihm eine Menge Hame ein und hier kann ich bereits mit dem ersten Klischee aufräumen: Filzläuse werden nicht zwingen durch Geschlechtsverkehr übertragen. Aber der Reihe nach:

1. Filzläuse

Die Filzlaus ernährt sich von menschlichem Blut, daher findet sie gern im Schambereich, aber auch in anderen behaarten Körperstellen, wie z. B. in den Achselhöhlen, ihr Zuhause. Der abgesonderte Speichel dieses Parasiten verursacht gerötete, juckende Hautstellen und die weiblichen Exemplare kleben ihre Eier an die Haarfollikel des Trägers. Nach sechs bis neun Tagen schlüpfen daraus die neuen Läuse. Filzläuse werden durch sexuellen Kontakt (auch mit Kondom!), aber auch durch befallene Bettware, wie Matratzen, Decken und Bettwäsche, übertragen.

Symptome: Juckende, gerötete Hautstellen, ständiges Kratzen im Schambereich, Nissen (Lauseier) in der Unterwäsche und kleine Flecken einer rostähnlichen Farbe, die von Hautverletzungen oder Ausscheidungen der Läuse herrühren.

Behandlung: Das Waschen der Intimregion für mehrere Tage mit speziellen Shampoos und Lindanlotionen, die teilweise auch rezeptfrei in der Apotheke erhältlich sind; auch lauwarmes Essigwasser kann hilfreich sein. Der Partner sollte sich ebenfalls der Behandlung unterziehen, um einen erneuten Befall auszuschließen. Bettwäsche, Handtücher und

Unterwäsche müssen bei einer Kochwäsche von mind. 60 °C gereinigt werden. Als Weichspüler kann eine halbe Tasse Essig benutzt werden.

2. Chlamydien-Infektion

Die Chlamydie ist eine Bakterie, die hauptsächlich sexuell aktive Mädchen im Teenageralter und junge Frauen in den Zwanzigern heimsucht, aber in Einzelfällen auch zu einem späteren Zeitpunkt auftreten kann. Auch Männer können sich infizieren. Häufig wechselnde Sexualpartner und ungeschützter Verkehr (oral, anal und vaginal) sind die Ursache für diese Erkrankung, selten kommt es zu einer Schmierinfektion durch infizierte Finger oder Wäsche. Neugeborene können sich bei der Geburt bei der Mutter anstecken und bekommen häufig eine schwere Bindehautentzündung.

Das Ansteckungsrisiko bei ungeschütztem Verkehr ist sehr hoch, da 60 % bis 70 % der Personen, die Chlamydien haben, überhaupt keine Symptome verspüren oder diese einer Blasenentzündung zuschreiben. Treten im weiteren Verlauf dann doch die typischen Symptome auf, geht man davon aus, dass die Infektion schon über einen längeren Zeitraum besteht. Hier sollte sofort gehandelt werden, denn eine verschleppte Infektion verursacht bei beiden Geschlechtern schwere Langzeitschäden, wie z. B. Unfruchtbarkeit oder Arthritis.

Symptome bei Frauen: Die unteren Geschlechtsorgane sind zuerst betroffen, es kommt zu erhöhtem, teils eitrigem Ausfluss. Beim Wasserlassen brennt und juckt es. Dauert die Infektion an, wandern die Bakterien in die Gebärmutter und in die Eierstöcke. Typische Anzeichen sind starke Schmerzen im Unterbauch, Fieber und körperliche Schwäche.

Symptome bei Männern: Zuerst sind Harnröhre und Schleimhäute des Mannes betroffen, es kommt zu einem starken Harndrang und das Wasserlassen verursacht Brennen, Juckreiz oder ziehende Schmerzen. Im weiteren Verlauf der Infektion tritt ein schleimartiger, eitriger Ausfluss aus der Harnröhre und es können Entzündungen der Hoden und der Prostata auftreten, die mit unterschiedlichen Schmerzen einhergehen.

Bei beiden Geschlechtern äußert sich eine Infektion der Analregion durch Probleme beim Stuhlgang, z. B. Brennen, Jucken, Schmerzen, da sich After und Enddarm entzünden.

Behandlung: Eine Gabe von Antibiotika für die Dauer von 1 bis 2 Wochen für alle infizierten Personen. Bis zum Abklingen der Infektion muss auf Geschlechtsverkehr verzichtet oder zwingend ein Kondom benutzt werden.

3. Genitalherpes

Die wohl häufigste Geschlechtskrankheit stellt die Infektion mit Herpes-Viren dar. Herpes dürfte vielen als Lippenherpes bekannt sein, bei dem es zu schmerzhaften Bläschen an der Lippe kommt, die anschwellen, aufplatzen und wieder abheilen. Lippenherpes verursacht der Herpes-simplex-Virus Typ 1. Aus demselben Virenstamm kommt der Herpes-simplex-Virus Typ 2, der für die genitale Infektion verantwortlich ist und durch ungeschützten Verkehr übertragen wird. Der Grund, warum diese Infektion so weit verbreitet ist, ist die Tatsache, dass nur 10 % der Personen, die den Virus in sich tragen, unter Symptomen leiden. Man trägt den Virenstamm ein Leben lang im Körper, kommt es zu einem Ausbruch, können immer wieder Schübe auftreten, die mit der Zeit jedoch seltener und schwächer ausfallen. Betroffene berichten, dass insbesondere bei einem geschwächten Immunsystem, z. B. bei Stress oder einer Erkältungskrankheit, Schübe auftreten.

Genitalherpes wird durch ungeschützten Sex übertragen und durch die gemeinsame Benutzung von Sexspielzeugen, in seltenen Fällen kann ein akuter Lippenherpes vom Typ 1 bei Oralverkehr eine Herpesinfektion im Genitalbereich auslösen. Schwangere Frauen, die das Virus in sich tragen, können dieses bei der Geburt auf den Säugling übertragen.

Symptome: Infektionen können sich am Penis, der Vorhaut und dem Hodensack, an den Schamlippen, der Scheide und dem Gebärmutterhals sowie im Bereich um den Anus in Form von zahlreichen Bläschen zeigen, die die Haut röten und anschwellen lassen. In einigen Fällen zeigt sich die Bläschenbildung auch am Po oder der Innenseite der Oberschenkel. Ein Herpesschub kann sich vorab durch Kribbeln und Schmerzen der betroffenen Stellen, aber auch im Po, an der Hüfte oder den Beinen ankündigen. Fieber, Kopfschmerzen und Erschöpfungssymptome können den Ausbruch begleiten. Die Bläschen können stark jucken und durch Kontakt mit Unterwäsche oder Urin brennen. Wenn die Bläschen aufplatzen, werden die betreffenden Hautstellen oft feucht und sind stark schmerzempfindlich. Die Bläschen heilen ab und verkrusten, bis die Infektion abklingt. Ein Herpes-Schub dauert im Durchschnitt 10 bis 20 Tage, bis er sich, ohne behandelt zu werden, zurückbildet.

Behandlung: Bei einem Herpes-Schub werden in der Regel virushemmende Medikamente verschrieben, die die Dauer eines Ausbruchs verkürzen können. Die Medikamente sollten in den ersten 24 Stunden eines Schubes eingenommen werden, daher sollte man diese bereits zur Hand haben. Eine Heilung von Herpes gibt es nicht, es lassen sich lediglich die Symptome lindern. Es ist möglich, mit einer unterstützenden Therapie für das Immunsystem Anfälle zu reduzieren. Für das Jucken und Brennen im Genitalbereich kann man sich mit Salben und Cremes behelfen. Während eines Ausbruchs ist es ratsam, auf Sex zu verzichten, da das Risiko steigt, jemand anderen zu infizieren.

Auch wer keine Symptome hat, kann das Herpes-Virus beim Sex unwissentlich übertragen. Wer Symptome hat, sollte damit offen umgehen und dies kommunizieren. Gerade in einer festen Beziehung sollte man sich ärztlich beraten lassen, was man tun kann, um ein Ansteckungsrisiko zu vermindern bzw. um abzuklären, wer welchen Virenstamm in sich trägt.

Hat jemand bereits Lippenherpes, kann sich die Person zusätzlich mit Genitalherpes anstecken.

4. Scheidenpilz (Hefepilz bei Mann und Frau)

Verantwortlich für eine Infektion der Scheide ist der Hefepilz Candida albicans, der hauptsächlich durch Geschlechtsverkehr übertragen wird, allerdings schützen Kondome vor einer Infektion nicht. Falsche Intimhygiene und eine gestörte Scheidenflora (z. B. durch hormonelle Veränderungen in den Wechseljahren oder in der Schwangerschaft, eine übertriebene Intimpflege, Benutzung von Intimdeos, Einnahme bestimmter Antibiotika, Unterwäsche aus synthetischen Stoffen, enge Kleidung, Diabetes mellitus, Krebsleiden sowie Autoimmunerkrankungen) können ebenfalls eine Infektion verursachen. Es handelt sich bei Candida albicans um ein körpereigenes Bakterium, welches zum natürlichen Scheidenmilieu/Penismilieu und der Darmflora gehört, jedoch durch Veränderungen der Hautbarriere vermehrt auftreten kann und Beschwerden verursacht. Männer sind von Candida albicans betroffen, wenn sie eine Vorhautverengung haben, das Immunsystem geschwächt ist, sie bestimmte Antibiotika einnehmen, unter Diabetes mellitus leiden und ebenfalls eine übertriebene Intimhygiene betreiben, z. B. Seifen und Duschgels im Genitalbereich benutzen oder eng sitzende Unterwäsche aus synthetischen Stoffen tragen.

Neben einer Infektion durch sexuelle Kontakte kann man sich den Hefepilz auch durch die Nahrung zuziehen: Candida-Pilze befinden sich oft auf Oberflächen jeglicher Sorte und auf Gemüsepflanzen. Die Pilze gelangen durch den Mund in den Magen- und Darmtrakt und besiedeln bei der Ausscheidung den Genitalbereich. Selten tritt der Pilzbefall durch eine Schmierinfektion beim Toilettengang oder durch die gemeinsame Benutzung von Handtüchern auf.

Symptome bei der Frau: Ein Pilzbefall äußert sich durch einen starken Juckreiz, Rötungen und Schwellungen im gesamten Intimbereich, einen weißlichen Ausfluss, der krümelig wirkt, weißliche Beläge auf der Scheidenschleimhaut, Schmerzen beim Urinieren und Schmerzen beim Geschlechtsverkehr.
Symptome beim Mann: Bei Männern befällt der Pilz meist die Penisspitze inklusive Vorhaut, der dort heftigen Juckreiz, geschwollene und gerötete Stellen verursacht sowie Brennen beim Urinieren und beim Geschlechtsakt.

Behandlung: Ein Pilzbefall muss behandelt werden, da sich die Infektion sonst weiter ausbreitet. Dazu werden pilzabtötende Medikamente in Form von Salben und Cremes gegeben, aber auch in Form von Scheidenzäpfchen, die über ca. 7 Tage angewendet werden. Paare müssen sich gleichzeitig einer Therapie unterziehen, um die Gefahr einer erneuten Infektion zu unterbinden. Unterwäsche und Handtücher sollten bei mindestens 60 °C gewaschen werden. Es wird ferner empfohlen, den Intimbereich nur mit Wasser zu reinigen und atmungsaktive Kleidung zu tragen. Unterhosen sollten bei Pilzbefall zweimal täglich gewechselt werden und der Toilettenbereich sollte nach jedem Toilettengang desinfiziert werden. Für die Dauer einer Infektion sollte man auf zuckerhaltige Ernährung verzichten, da diese den Pilz unterstützt, und auf Sex muss zwingend verzichtet werden.

5. Dellwarzen

Dellwarzen werden durch eine Art des bekannten Pockenvirus (Molluscum contagiosum) verursacht und treten im Gesicht, am Halsbereich, in den Achselhöhlen, Kniekehlen sowie den Genitalien auf. Eine Infektion im Genitalbereich erfolgt durch engen Hautkontakt beim Geschlechtsverkehr (Kondome bieten keinen zuverlässigen Schutz, vermindern jedoch das Risiko einer Ansteckung) und durch eine Schmierinfektion, z. B. durch das gemeinsame Benutzen von Handtüchern oder Sexspielzeugen. Dellwarzen sind millimetergroße rötliche Knötchen, die mittig eine kleine Erhebung aufweisen und oft monatelang bleiben, manchmal sogar Jahre. Ist eine Infektion erfolgt, können weitere folgen.

Symptome: Genitale Dellwarzen befallen bei Mann und Frau den gesamten Intimbereich und Unterbauch und verursachen einen möglichen Juckreiz, aber keine Schmerzen oder andere Symptome. Dellwarzen sondern bei Aufkratzen eine weißliche oder gelbliche Flüssigkeit ab, die hoch ansteckend ist. Betroffene berichten von einem großflächig auftretenden Befall, wenn das Immunsystem geschwächt ist, z. B. durch Einnahme bestimmter Medikamente oder andere Infektionskrankheiten. Ohne eine Behandlung heilen Dellwarzen nach einigen Monaten von selbst.

Behandlung: Da Dellwarzen sehr ansteckend sind, ist es ratsam, diese von einem Arzt behandeln zu lassen. Mögliche Methoden sind die Entfernung der Knötchen durch Vereisung oder Abschabung und die örtliche Behandlung mit aufzutragenden Lösungen und Cremes. Handtücher und Waschlappen sollten von Partnern nicht gemeinsam benutzt werden und per Kochwäsche gewaschen werden. Auch Sexspielzeug und Oberflächen der Toilette sollten gründlich desinfiziert werden. Da ein Warzenbefall unter Umständen unbehandelt viele Monate besteht, sollte bis zur Abheilung ein Kondom benutzt werden, obwohl dieses nicht zuverlässig vor Ansteckung schützt. Eine Entfernung der Warzen durch einen Arzt verkürzt die Infektion deutlich.

6. Tripper (Gonorrhö)

Die Infektion mit dem Bakterium Gonokokken ist eine weit verbreitete Geschlechtskrankheit von Mann und Frau und befällt die Harnröhre, den Gebärmutterhals und die Schleimhäute der Analregion sowie den Mund- und Rachenraum. In seltenen Fällen kann sich durch eine Schmierinfektion die Bindehaut der Augen entzünden. Da die Infektion durch die Schleimhäute weitergegeben wird, können Kondome eine Ansteckung verhindern und sind daher unbedingt ratsam, aber nicht immer zu 100 % zuverlässig. Säuglinge können sich bei der Geburt bei der Mutter anstecken und durch eine akute Entzündung während der Schwangerschaft besteht ein Risiko zur Fehlgeburt. Ein Großteil der Infizierten erlebt sehr leichte oder überhaupt keine Beschwerden, so dass die Erkrankung häufig nicht bemerkt wird.

Symptome beim Mann: Männer leiden unter einer Entzündung der Harnröhre, die sich mit starken Schmerzen beim Urinieren äußert, die Harnröhrenöffnung kann gerötet sein und einen eitrigen, gelbgrünen Ausfluss absondern. Schreitet die Infektion fort, kommen Unterbauchschmerzen und Schwellungen der Hoden hinzu. Männern drohen bei ausbleibender Behandlung eine Prostataentzündung und Unfruchtbarkeit.

Symptome bei der Frau: Frauen leiden in der Anfangsphase unter einem leichten Ausfluss und ebenfalls einer Entzündung der Harnröhre, die beim Urinieren Schmerzen verursacht. Ein Tripper wird zu Beginn häufig mit einer Blasenentzündung verwechselt. Bei ausbleibender Behandlung kommt es zu einer Gebärmutterhalsentzündung und, noch schlimmer, zu einer Entzündung der Eileiter, Unfruchtbarkeit und eine Bauchfellentzündung können die Folge sein. Starke Unterleibsschmerzen, Fieber und Schmerzen im gesamten Scheidenbereich treten auf.

Eine Infektion des Analbereichs bei beiden Geschlechtern äußert sich durch Schmerzen und Brennen beim Stuhlgang, im Mund- und Rachenbereich treten Halsschmerzen auf. Selten erreichen die Bakterien die Augenbindehaut und lösen dort eine Bindehautentzündung aus. Befallen die Gonokokken über den Blutkreislauf den ganzen Körper, sind Gelenkentzündungen, Gelenkschmerzen, Fieberschübe, Hautveränderungen und in sehr schweren Fällen eine Hirn- bzw. Herzhautentzündung möglich.

Behandlung: Gabe von Antibiotika in Form einer Spritze, Infusion, Tablette bzw. Augensalbe. Für die maximale Dauer einer Therapie von 2 Wochen sollte auf Geschlechtsverkehr verzichtet werden. Partner müssen sich beide untersuchen und ggf. behandeln lassen, da ein Partner keine Beschwerden haben muss, aber infiziert sein könnte.

7. Hepatitis B

Blut und Körperflüssigkeiten, insbesondere im Intimbereich, übertragen den Hepatitis-B-Erreger. Infizierte Mütter können das Virus bei der Geburt auf den Säugling übertragen. Ein Drittel der durch das Virus Infizierten verspüren keine Symptome. Kondome können eine Ansteckung verhindern, sind jedoch nicht zu 100 % zuverlässig, daher empfiehlt das Bundesamt für Gesundheit eine Schutzimpfung im Säuglings- oder Teenageralter. Mitarbeiter im Gesundheitswesen und Personen mit häufig wechselnden Partnern werden als besondere Risikogruppe eingestuft.

Symptome: Ein Drittel beider Geschlechter klagen sechs Wochen bis sechs Monate nach einer erfolgten Infektion über Appetitlosigkeit, Übelkeit, Erbrechen, Bauchschmerzen, Gelenkschmerzen, Fieber, Hautausschläge und ein Gefühl der Abgeschlagenheit. Ein weiteres Drittel erkrankt an einer Gelbsucht, welche sich durch eine gelbliche Verfärbung des Augapfels zeigt. Eine Hepatitis-B-Infektion kann spontan von selbst abheilen und betroffene Personen sind danach dem Erreger gegenüber immun, jedoch bildet sich bei maximal 10 % der Infizierten eine chronische Leberentzündung aus, die schlimmstenfalls in einer Leberzirrhose oder Leberkrebs führen kann.

Behandlung: Die akute Infektion wird meist dem Körper selbst überlassen, da dieser sich vollständig heilen kann. In Einzelfällen ist jedoch die Einnahme von Virushemmern oder Medikamenten, die die Begleiterscheinungen lindern, sinnvoll. Eine chronische Infektion wird mit antiviralen

Mitteln behandelt und dauert meist ein Leben lang. Beide Partner sollten sich in medizinische Behandlung begeben und für die Dauer der Infektion nur geschützten Verkehr haben.

8. Feigwarzen

Humane Papillomviren (HPV) sind verantwortlich für eine Infektion der äußeren Geschlechtsorgane sowie der Analregion, welche durch engen Hautkontakt verursacht wird, aber auch durch das Benutzen von Sexspielzeugen. Nicht jeder Infizierte ist von Symptomen betroffen, daher kann dieses Virus unbemerkt weitergegeben werden. Das Risiko einer Infektion steigt bei ungeschütztem Verkehr und einem geschwächten Immunsystem.

Jungen Erwachsenen und Teenagern wird von ärztlicher Seite empfohlen, sich gegen eine spezielle Sorte der HPV-Erreger impfen zu lassen, um das Risiko für Spätfolgen, wie Gebärmutterhalskrebs, Kehlkopfkrebs, Krebs an Scheide, Anus und Penis, zu verringern.

Symptome: Es kommt zur Ausbildung von Hautwucherungen an Scheideneingang, After, Eichel, Peniswurzel und Penis. Die Warzen haben oft denselben Hautton wie das umliegende Gewebe und sind zwischen 1 und 5 Millimeter groß. Sie treten einzeln oder in Gruppen auf, sind flach oder deutlich ertastbar. In seltenen Fällen ist die Oberfläche der Warzen rau und uneben und erinnert an eine Blumenkohlform. Der betroffene Hautbereich kann jucken oder brennen. Unbehandelt können die Warzen über einen sehr langen Zeitraum bestehen und sich vermehren, aber auch spontane Selbstheilungen sind in Einzelfällen möglich.

Behandlung: Über mehrere Wochen werden spezielle Cremes und Lotionen aufgetragen; eine deutlich kürzere Behandlungsdauer verspricht die Entfernung der Warzen mittels Laser, Verödung oder Skalpell. Beide

Partner sollten sich auf die Erreger untersuchen lassen und für die Dauer der Behandlung ein Kondom benutzen.

9. Infektion durch Trichomonaden

Eine Ansteckung mit dem gleichnamigen Erreger erfolgt ausschließlich durch den Kontakt mit Körperflüssigkeiten, was bei ungeschütztem Verkehr, aber auch beim sexuellen Vorspiel und durch die gemeinsame Benutzung von Handtüchern oder Sexspielzeug passieren kann. Die Mehrzahl der Infizierten verfügt über keine Symptome, daher kann der Parasit unwissentlich weitergegeben werden.

Symptome bei der Frau: Ein schlecht riechender, grünlicher und schaumiger Ausfluss aus der Scheide mit einhergehenden Schmerzen beim Geschlechtsverkehr, Juckreiz in der Scheide und Schmerzen beim Urinieren sind Anzeichen von Parasitenbefall.

Symptome beim Mann: Diese sind eher selten und sehr vage; Trichomonaden können Schmerzen beim Wasserlassen und in der Harnröhre verursachen, manchmal eine Entzündung der Eichel oder Ausfluss aus der Harnröhre.

Behandlung: Gabe von Antibiotika, entweder einmalig oder für maximal 7 Tage. Die Infektion ist vollständig heilbar, dennoch kann man sich erneut anstecken. Beide Partner sollten sich daher in Behandlung begeben. Handtücher sind in einer Kochwäsche zu waschen und Sexspielzeuge sind zu desinfizieren. Für die Dauer der Behandlung sollte ein Kondom benutzt werden.

10. HIV

Eine Infektion mit HIV (HI-Virus) ist zweifelsohne eine der gefährlichsten Geschlechtskrankheiten. Zwar ist diese schon behandelbar, aber noch nicht heilbar, weshalb sie zu einer dauerhaften Immunschwäche führt, die am Ende des Krankheitsverlaufs als AIDS bezeichnet wird. Risiken einer Ansteckung stellen der ungeschützte Geschlechtsverkehr, Blutkontakt und die Übertragung des Virus bei der Geburt von Mutter auf Säugling dar. HI-Viren befinden sich im Ejakulat, Blut, Scheiden-Sekret und im sogenannten „Lusttropfen". Ein Kondom für alle Sexpraktiken (vaginal, oral, anal) ist zur Risikominderung unerlässlich.

Symptome: Sechs Tage bis sechs Wochen nach einer Ansteckung können die ersten Symptome auftreten, die mit einer Grippe zu verwechseln sind: Halsweh, Kopfschmerzen, geschwollene Lymphknoten, Fieber, Schweißausbrüche, Durchfall und Hautausschlag. Diese erste Phase der Erkrankung dauert eine bis zwei Wochen an und aufgrund der Fehlinterpretation als Grippe oder Erkältung sehen viele Infizierte von einer medizinischen Behandlung ab. Im Folgenden kommt es zu einer Ausbreitung des Virus, deshalb ist das Risiko einer Ansteckung durch Sperma, Blut oder Schleimhäute in dieser Phase besonders hoch, die mitunter Jahre dauern kann, denn in dieser Zeitspanne können nur geringe oder gar keine Symptome auftreten.

Das Immunsystem wird langfristig geschädigt und Lymphknotenschwellungen am gesamten Körper können immer wieder auftreten, die bis zu 3 Monate anhalten. Durch den kontinuierlichen Abbau des Immunsystems treten Symptome wie langanhaltender Durchfall, Fieber, Nervenstörungen, Pilzerkrankungen des Mund- und Intimbereichs, Gürtelrose und Zungenverfärbungen auf. Schreitet die HIV-Infektion unbehandelt fort, führt sie zu AIDS, wobei der Körper nicht mehr in der Lage ist, Krankheiten abzuwehren. Durchschnittlich erkranken viele Betroffene zehn

Jahre nach einer Infektion an AIDS und eine Vielzahl von chronischen Erkrankungen können auftreten, wie z. B. bestimmte Krebsarten, Lungenentzündungen, Erkrankungen der Gehirnfunktionen etc.

Behandlung: Eine frühzeitige Behandlung mit zahlreichen modernen Medikamenten kann viele Symptome lindern oder verhindern und ermöglicht eine durchschnittliche Lebenserwartung. Je früher die Behandlung begonnen wird, desto höher ist die Wahrscheinlichkeit, nicht in das AIDS-Stadium zu gelangen und das Ansteckungsrisiko zu minimieren. Sex und Familiengründung ist dann sogar ohne Probleme möglich.

ASEXUALITÄT

Sex gehört zum Leben dazu, richtig? Nun, nicht für asexuelle Menschen, denn diese verspüren rein gar kein Verlangen nach einer intimen Beziehung. Sie führen trotzdem Beziehungen und Ehen, vollziehen jedoch keine sexuellen Handlungen aus eigenem Antrieb oder um den Partner zu befriedigen. Asexualität ist ein wenig wie Autismus auf körperlicher Ebene, dabei ist sie jedoch keine sexuelle Störung im medizinischen Sinne und wird auch nicht als Krankheit angesehen, da sie bei den Betroffenen kein Leiden auslöst. In Fachkreisen geht man davon aus, dass 1 % der Bevölkerung asexuell ist, jedoch sind diese Angaben sehr unpräzise, da es bisher kaum zuverlässige Forschungen und Studien zu dem Thema gibt. In einer Gesellschaft, die auf Sex ausgerichtet ist, sind Betroffene wenig bestrebt, sich zu outen, zudem dazu kein Grund besteht, da sie keine Abnormität oder Störung darstellt. Asexuelle Menschen verspüren zwar den Wunsch nach einer zwischenmenschlichen und romantischen Beziehung, jedoch verbinden sie diese Nähe nicht mit Sex. Geistige und körperliche Verbundenheit wird auf anderen Ebenen hergestellt, z. B. durch Kunst, gemeinsame Interessen und geistige Tiefen. Selten kommt es zu gleichzeitig asexuellen und sexuellen Orientierungen, z. B. wenn sexuelle Anziehung nur unter bestimmten Bedingungen gefühlt wird oder sexuelle Anziehung zwar empfunden wird, aber der Drang zum Sex fehlt.

Anzeichen einer Asexualität sind:

- Kein sexuelles Interesse und keine Leidenschaft.

- Sexuelle Handlungen sind uninteressant, schon ein Kuss oder eine Umarmung können einen kaltlassen, müssen aber nicht.

- Andere sexuelle Orientierungen werden ausgeschlossen. Jemand, der sich nicht sicher ist, asexuell zu sein, findet sich auch nicht in anderen Geschlechtern oder Orientierungen wieder.

- Asexuellen kann der Sex gleichgültig sein, aber er kann auch ein Ekelgefühl hervorrufen.

- Das Verständnis für erotische Beziehungen und Handlungen fehlt völlig. Ein Antrieb für eine intime Interaktion auf körperlicher Ebene ist Asexuellen fremd.

- Auch wenn andere Personen als anziehend empfunden werden, passiert dies nicht aus erotischen oder leidenschaftlich-körperlichen Motiven. Die Ästhetik oder die Persönlichkeit wird als attraktiv im geistigen Sinne empfunden.

- Asexuelle sind mit ihrem Leben ohne Sex glücklich und vollkommen zufrieden. Ein Mangelverständnis existiert nicht.

- Sexuelle Aktivitäten werden vermieden.

- Asexuelle Personen können romantische Beziehungen führen oder vermeiden, beide Varianten sind möglich.

Sexualwissenschaftler vermuten als Ursache für Asexualität eine andere Arbeitsweise neurologischer Bereiche des Gehirns, die das Verlangen steuern und die angeboren ist. Es gibt Asexuelle, die gar keinen Sex haben, die Sex haben unter bestimmten Bedingungen, die Sex haben, aber nur selten eine Anziehung empfinden, die masturbieren, aber keine Lust auf Sex mit anderen Menschen haben, und die Sex aus Verbundenheit oder einem Verpflichtungsgefühl dem Partner gegenüber haben.

Menschen, die asexuell sind, identifizieren sich selbst als:

♥ **„Aromantic"**

Es besteht keine romantische oder körperliche Anziehungskraft, nichtsdestotrotz wird geheiratet oder eine Familie gegründet. Partner nehmen die Rolle eines platonischen Freundes ein.

♥ **„Grey-romantic" oder „grey-asexual"**

Es besteht ein sehr seltener oder geringer Sexualtrieb oder dieser wird nur unter bestimmten Bedingungen empfunden, nichtsdestotrotz können romantische Beziehungen geführt werden.

♥ **„Demi-sexual" oder „demi-romantic"**

Erst nach einer emotionalen Bindung fühlt man sich sexuell zu dieser Person hingezogen oder erst nach einer emotionalen Bindung fühlt man sich romantisch zu einer Beziehung hingezogen. Eine sexuelle Anziehungskraft äußert sich körperlich, eine romantische eher geistig-emotional.

♥ **„Reciprosexual" oder „recipromantic"**

Eine sexuelle Anziehung wird erst empfunden, wenn sich die andere Person zu ihnen hingezogen fühlt, oder eine romantische Anziehung wird erst empfunden, wenn sich die andere Person zu ihnen hingezogen fühlt. Eine sexuelle Anziehungskraft äußert sich körperlich, eine romantische geistig-emotional.

♥ „Akoisexual“ oder „akoiromantic“

Sexuelle oder romantische Anziehung erlischt, wenn diese erwidert wird.

♥ „Aceflux“ oder „aroflux“

Ein Pendeln zwischen asexuell und sexuell, zwischen aromantisch und romantisch, dies kann ständig in kurzen Abständen wechseln.

Haben Dich diese Ausführungen jetzt etwas verwirrt? Nun, das ist verständlich. Die Kernbotschaft dieses Kapitels soll sein: Es gibt Menschen, die kein Interesse an Sex haben. Punkt. Um mit diesen Personen nichtsdestotrotz eine Partnerschaft zu führen, schließlich bezieht sich ihr Desinteresse ja „nur“ auf Sex und nicht unbedingt auf Gefühle wie Liebe und Zuneigung, könnte man alternative Beziehungsformen in Betracht ziehen, damit der Partner, der durchaus Interesse an Sex hat, befriedigt wird, z. B. eine offene Beziehung oder die Polygamie.

Sextipps für Paarbeziehungen

Jedes Paar stellt sich wohl im Laufe einer festen Beziehung – entweder jeder für sich oder zusammen – die Frage, ob man mit der üblichen Routine im Schlafzimmer zufrieden ist oder nicht. Wie die Antwort ausfällt, hängt von zahlreichen Faktoren ab, wie z. B.

- Alter,
- Dauer der Partnerschaft,
- Anzahl der Geschlechtspartner,
- Bandbreite sexueller Erfahrungen,
- Orgasmusfähigkeit,
- individuelle Vorlieben,
- Charakter.

Es gibt Paarbeziehungen, die sehr zufrieden mit ihrem Sexualleben sind, auch wenn sich die erotischen Begegnungen für gewöhnlich auf eine bis maximal vier Stellungen beschränken, die sich im Laufe der Verbindung als erfolgreich erwiesen haben und beiden Partnern einen Höhepunkt bescheren. Wenn man ein „eingespieltes Team" ist, weiß man genau, welche Berührungen Erregung und Lust hervorrufen, und kann diese gezielt zur Anwendung bringen. Ob man mit einer solchen Routine zufrieden ist, hängt maßgeblich von den eigenen Prioritäten ab, die einen empfinden ihre Sexualität als befriedigend, wenn sie dabei jedes Mal (oder zu mindestens häufig) einen Orgasmus erleben, die anderen machen die Qualität ihres Liebeslebens an den unterschiedlichen Stellungen, Praktiken und Orten fest. Es gibt Paare, die schon sehr lange zusammen sind und sich in jungen Jahren aneinander probiert und die Experimente hinter sich und auf eine befriedigende Routine eingependelt haben. Kommt man relativ jung zusammen, hat man all dies noch vor sich und kann sich nach Belieben austoben.

Treffen zwei Menschen aufeinander, wo der eine bereits viele sexuelle Erfahrungen gesammelt hat, der andere jedoch etwas unerfahren ist, können beide voneinander profitieren, indem der „Lehrer" den „Schüler" in die Geheimnisse der Liebe einweiht und dabei Lektionen in den Stundenplan nimmt, die ihm selber die höchsten Genüsse schenken. Brenzlich wird es, wenn zwei Liebende aufeinandertreffen, wo einer von beiden das Gefühl hat, etwas verpasst zu haben, oder sich nicht richtig ausleben konnte, um die eigene Sexualität in Gänze zu erfahren, der andere jedoch alles bereits einmal mitgemacht hat und sich wünscht, endlich anzukommen und beim Sex ruhiger zu werden. Paare, die miteinander die ersten sexuellen Erfahrungen gesammelt haben und viele Jahre zusammen sind, fragen sich unter Umständen zu einem bestimmten Zeitpunkt in ihrem Leben, wie es wohl ist, mit einer anderen Person Sex zu haben. Sehr nachteilig ist der Sex mit einem Menschen, der sich sehr in einer Routine eingerichtet hat, welche auf die Bedürfnisse des Partners nicht mehr eingeht, dadurch bleiben Orgasmen und die Vorfreude und Erregung generell aus. Das Risiko von Frust und Seitensprüngen ist hier vorprogrammiert. In welcher Konstellation eine Paarbeziehung auch besteht, ein offener Umgang mit den eigenen Wünschen und Vorstellungen sollte immer kommuniziert werden. Erst durch eine Aussprache können weitere Aktionen folgen und beide Partner in eine Handlung bringen. Warum verfallen Menschen eigentlich so gern in routinierten Handlungen?

Die einfache Antwort darauf ist: Weil es die Natur so eingerichtet hat, um das Leben zu vereinfachen. Eine komplexere Antwort darauf muss sich der Neurobiologie bedienen, also der Betrachtung des Nervensystems und der Funktionsweise des Gehirns. Wenn wir etwas zum ersten Mal tun und die Reaktion unseres Körpers darauf noch neu ist, dann ist der präfrontale Cortex in unserem Gehirn in vollem Maße gefordert, denn wir vollführen die Aktion mit unserer höchsten Aufmerksamkeit, geschärften Sinnen, ganz im Moment. Aktiviert die Handlung im Gehirn Bereiche, die für Belohnung zuständig sind, wie z. B. bei einem Orgasmus, ist es höchst wahrscheinlich, dass sie wiederholt wird, wobei die kognitive Aktion „erlernt" und in tieferen Hirnregionen „abgespeichert" wird. Damit ist sie aus dem Bereich der bewussten Ausführung ausgelagert und nimmt weniger kognitive Fähigkeiten, wie Wahrnehmen, Denken, Lernen, Erinnern, Planen, Entscheiden und Wissen, in Anspruch. Der Fronttallappen des Gehirns kann sich durch diese Verschiebung anderen, wichtigeren Dingen zuwenden. Dies bedeutet, dass Handlungen, die wiederholt werden und erfolgreich sind, einen Platz zur Abspeicherung verdient haben, denn sie machen Sinn und führen zum Ziel.

In der Routine fühlen wir uns sicher und geborgen, allerdings liegt in ihr auch eine große Gefahr. Es besteht das Risiko, einen Tunnelblick zu bekommen und das Wesentliche zu übersehen. Nur, weil man etwas immer schon so gemacht hat oder der Meinung ist, dass Dinge so und nicht anders zu tun sind, bedeutet dies nicht, dass das Ergebnis gut ist. Ein gutes Beispiel sind langjährige Partnerschaften, wo ein Partner den anderen verlässt und ihn wissen lässt, dass der Sex schon lange nicht mehr gut war. In den meisten Fällen wurde darüber nicht geredet, sonst hätte man früh genug noch die Kurve bekommen können. Viele Verlassene fallen aus allen Wolken und fragen sich, was sie falsch gemacht haben. Grund dafür ist meistens eine neue Verbindung, denn neue Besen kehren gut. Dieses Beispiel ist stark vereinfacht dargestellt, es spielen bei Auflösen einer Beziehung häufig immer mehrere Gründe eine Rolle. Der Trendforscher Matthias Horx ist sich sicher: Schlechter Sex ist einer der häufigsten Trennungsgründe. Wenn der Sex nicht mehr befriedigend ausfällt und langweilt, dann neigen Paare zur Trennung.

Was ist das Wesentliche, was man durch Routine plötzlich oder schleichend nicht mehr wahrnimmt? Die Frage kann man sich selbst beantworten, indem man sich fragt, was einem das Wichtigste in der Beziehung ist: Nähe, Vertrauen, Liebe, Verlässlichkeit, Leidenschaft? Es ist womöglich das stille Leiden des Partners, der unglücklich über mangelnde Zärtlichkeiten, ausbleibende Orgasmen und fantasielose Sexualität ist. Routine kann Begeisterung für den Partner töten und beide ausbremsen, wenn es darum geht, die Leidenschaft und Liebe füreinander körperlich auszudrücken. Wenn einem Paar Freundschaft, gemeinsame Interessen und die Kindererziehung wichtig sind, kann eine routinierte Sexualität als sehr befriedigend angesehen werden. Es ist hier also jeder aufgefordert, für sich individuell herauszufinden, welche Prioritäten in einer Beziehung den Ton angeben.

Veränderungen machen vielen Menschen Angst, das ist kein Geheimnis. Nicht jeder ist bereit, sofort seine gemütliche Komfortzone zu verlassen. Wenn Du merkst, dass sich in Dir auf den Wunsch Deines Partners, etwas Neues im Bett zu probieren, ein Widerstand regt, dann gib Dir Zeit, darüber nachzudenken und Dich mit dem Gedanken vertraut zu machen. Über kurz oder lang wirst Du zu dem Ergebnis kommen, dass Dein Widerstand nicht hilfreich ist, wenn Dein Partner unglücklich oder unzufrieden ist. Es gibt dann drei Möglichkeiten: Du bist bereit, Deine gewohnten

Bahnen zu verlassen (mit der fantastischen Chance, dass auch Du zufriedener und glücklicher wirst), Du bist nicht bereit, etwas zu verändern, und nimmst unter Umständen in Kauf, Deinen Partner ziehen zu lassen, oder Du öffnest ihm einen Weg, die gesuchten Dinge woanders zu suchen.

TIPPS, ROUTINE ZU ÜBERWINDEN

Du hast nun mit Deinem Partner über Wünsche und Bedürfnisse gesprochen und ihr habt euch vorgenommen, etwas an der erotischen Routine zu verändern und neue Dinge auszuprobieren. Wie geht es jetzt weiter? Damit man seine Vorsätze auch in die Handlung bringt und nicht wieder dauerhaft in alte routinierte Verhaltensmuster zurückfällt, gibt es ein paar Tipps zur erfolgreichen Umsetzung:

♥ Kleine Schritte machen. Nach dem Gespräch mit dem Partner, welches (hoffentlich) positiv verlaufen ist und in dem man festgestellt hat, dass man auf derselben Wellenlänge reitet oder sich gut auf einen Kompromiss einigen konnte, ist man vielleicht motiviert und freut sich auf die neuen erotischen Abenteuer, die am Horizont winken. Am liebsten möchte man alles gleich am selben Abend ausprobieren und den nächsten Erotik-Shop leer kaufen. Die Gefahr ist groß, dass man an diesem Punkt ungeduldig wird und den zweiten Schritt vor dem ersten plant. Überfordere Deinen Partner nicht, indem Du in Euphorie verfällst und aus der Übereinkunft, Sexspielzeug auszuprobieren, plötzlich einen Besuch der nächsten Swinger-Party machst.

♥ Kalkuliere die kleinen Hürden des Alltags ein. Bleib flexibel! Es kann passieren, dass ihr euch auf die Durchführung eines besonders erotischen Experimentes geeinigt habt und genau an dem Tag geht es Dir nicht besonders gut, eine Erkältung zieht auf, am nächsten Tag hat Dein Chef eine wichtige Sitzung anberaumt etc. Daher setzt euch nicht unnötig unter

Druck und verfolgt euren Plan nicht mit Biegen und Brechen. Das Ergebnis würde nicht halb so lustvoll ausfallen. Der richtige Moment kommt, aber er kommt meistens nicht dann, wenn man ihn erzwingt.

♥ Veränderungen, die langfristig bleiben sollen, müssen leicht integrierbar und machbar sein. Wünscht ihr euch z. B. eine kleine Fesselvorrichtung an der Schlafzimmerdecke und eine Galerie aus unterschiedlichen Peitschen und sonstigen Geräten an der Wand, kommt euer Kind jedoch regelmäßig zu euch ins Bett, wenn es schlecht geträumt hat, ist dies nicht wirklich durchführbar. Daher denkt praktisch. Eine Kiste unter dem Bett mit diversen Utensilien, die bei Bedarf hervorgeholt wird, und zwei Karabiner in der Decke, die sonst nicht weiter auffallen, erfüllen eher ihren Zweck.

♥ Auch kleine Erfolge zählen! Ihr habt euch zum ersten Mal in einem Sex-Shop umgesehen oder einen Pornofilm geschaut? Prima! Es ist ein Schritt in die richtige Richtung.

♥ Formuliere Deine Ziele so konkret wie möglich. Wenn es Dein Wunsch ist, an einem öffentlichen Ort Sex zu haben, dann lege die Details fest. Anstatt „Ich möchte mal woanders Sex haben“, sage, „Ich möchte einmal in der Umkleidekabine eines Schwimmbades Sex haben“. Mit diesen konkreten Angaben kann man losziehen und sich über die nahe gelegenen Schwimmbäder und deren Öffnungszeiten informieren, herausbekommen, wann dort viel oder wenig los ist etc. Die Wahrscheinlichkeit, diesen Wunsch in die Realität umzusetzen, ist sehr hoch.

♥ Offensichtliche Zeichen setzen. Damit man im Alltag die sich gesetzten Ziele nicht übergeht, baue kleine Erinnerungen ein. Es gibt nicht umsonst das Sprichwort „Aus den Augen, aus dem Sinn“. Ist es z. B. Dein Wunsch, Deine Partnerin in Reizwäsche zu sehen, kann es sein, dass in erster Euphorie zwar etwas gekauft wird, aber dann in der Schublade verschwindet. Wenn ihr z. B. einen romantischen Abend verbringt, lege das heiße Outfit offensichtlich auf das Bett oder hänge es an die Zimmertür.

- Positive Erwartungshaltung einnehmen. Ist eine heiße Nacht mit „besonderen Attraktionen“ geplant, freu Dich darauf. Aktiviere Deine Vorstellungskraft: Wie wird es sich anfühlen, was werden wir machen? Genieße die Aufregung.

- Entspannt bleiben. Lasst euch nicht unter Druck setzen. Wenn ein Experiment in die Hose geht, mehr Lachanfälle als erregende Gefühle auslöst, na und? Man muss es ja nicht wiederholen.

- Feiert Eure schönen Begegnungen. War ein erotisches Spiel erfolgreich, hat euch beiden Gänsehaut und multiple Orgasmen verschafft, dann seid stolz darauf. Flüstere Deinem Partner z. B. am nächsten Tag oder zu einem späteren Zeitpunkt einmal ins Ohr, wie aufregend und wunderbar das Erlebnis war und wie oft Du noch daran denkst. Er wird viel daransetzen, dies möglichst bald zu wiederholen.

LERNEN, WIE MAN PRIORITÄTEN SETZT

Ein Tag hat nur 24 Stunden, auch wenn es uns manchmal so vorkommt, als hätten wir in ihm die Aufgaben und Verpflichtungen von drei Tagen unterzubringen. Die Anforderungen, die das moderne Leben an uns stellt, verlangen uns häufig alle Ressourcen ab, indem wir täglich versuchen, Beruf, Familie, Haushalt und Freizeit unter einen Hut zu bringen. So diszipliniert wir auch unseren Tag, die Arbeits- bzw. Schulwoche und das Familienwochenende im Voraus planen, es kommt immer etwas Unvorhergesehenes dazwischen.

Das Leben spielt nach eigenen Regeln. Wenn wir versuchen, stets jedem und allem gerecht zu werden, sind wir gestresst, verlieren den Überblick, fühlen uns überfordert und sind am Ende des Tages platt wie eine Flunder. In dem Streben nach Perfektion verlieren wir Energie, Nerven und nicht zuletzt unsere Gesundheit. Du magst Dich fragen: Wo zur Hölle soll ich jetzt noch Zeit und Muße für ein sinnliches Erlebnis herholen?“ Es verübelt Dir niemand, wenn Du denken magst: „Nachdem ich um 6 Uhr aufgestanden bin, die Kinder geweckt und Frühstück gemacht, sie in den Kindergarten bzw. in die Schule gebracht habe, danach zur Arbeit gefahren bin, die Kids wieder abgeholt habe, einkaufen war, Essen gekocht, Schularbeiten betreut habe, die Kids zum Sport gefahren und wieder abgeholt habe, in der Zwischenzeit die Wohnung gesaugt und Wäsche gewaschen habe, danach mit der Schwiegermutter und dem Kundendienst telefoniert, fünfzehn E-Mails beantwortet, wieder mit der Schwiegermutter telefoniert habe, soll ich meinen Partner in einem Hauch von Nichts und in sechs Zentimeter hohen Schuhen an der Tür empfangen, ein erotisches Tänzchen aufs Parkett legen, um danach wild über ihn herzufallen?“

Auch wenn diese Schilderung übertrieben ist und traditionell eher Frauen betrifft, haben es Männer nicht einfacher: Ihre Arbeitstage sind nicht kürzer; unter Umständen herrscht am Arbeitsplatz ein enormer Leistungsdruck seitens der Kollegen oder Vorgesetzten, sie plagen sich mit Geldsorgen oder tragen die alleinige finanzielle Verantwortung für die Familie, stehen täglich stundenlang im Stau, müssen den nächsten Familienausflug planen, sich mit den Kindern beschäftigen, das Garagentor reparieren und den Rasen mähen, wenn sie nach Hause kommen, um nach dem Essen zum Vereinstreffen aufzubrechen.

Alle hilfreich gemeinten Tipps und Ratschläge laufen dann ins Leere, wenn wir bereits überfordert sind, denn dann fühlen wir uns hilf- und machtlos und sind reaktionsunfähig. Den inneren Schweinehund zu überwinden, kostet Disziplin und Energie. Unter Umständen muss man bereit sein, etwas zu opfern. Ob Du dafür bereit bist, hängt davon ab, wo Deine Ziele derzeit liegen und ob Du zufrieden mit Deinem Liebes- und Beziehungsleben bist oder nicht. Möchtest Du eine Änderung Deines Sexlebens herbeiführen oder ist es den Aufwand nicht wert? Ist besserer Sex eine Priorität in Deiner jetzigen Lebensphase oder nicht? Wie sehr leidest Du unter der Einseitigkeit, der geringen Häufigkeit oder sogar Abwesenheit von Sex?

Wenn Du Dir diese Fragen beantwortest, hast Du bereits die Antwort, ob Sexualität eine Priorität in Deinem Leben hat oder nicht. Falls dem so ist, musst Du Freiräume schaffen, auch wenn es augenscheinlich keine gibt:

♥ Ob Du wöchentlich, monatlich oder für ein Quartal planen möchtest, bleibt ganz Dir überlassen. Verschaffe Dir einen Überblick über alle Termine, Verpflichtungen und sonstige Zeiten, die Dich, Deine Familie und Deinen Partner betreffen. Fällt hier bereits ein Zeitfenster für regelmäßige Zweisamkeit ins Auge, umso besser. In für Euch machbaren Abständen ist ab sofort dieser feste, wiederkehrende „Termin" für eure Dates reserviert.

♥ Ist der Terminplaner voll, überlege, welche Termine wichtig, welche weniger wichtig und welche unwichtig sind. Bist Du sehr gestresst, kannst Du die unwichtigen Dinge getrost streichen. Bei den weniger wichtigen Dingen kannst Du die Hälfte wegstreichen. Denk daran: Du bist dabei, die Work-Life-Balance wiederherzustellen und etwas für Dein Wohlbefinden zu tun. Gibt es z. B. Zeiten, die Du für andere Dinge reserviert hattest, die aber nicht so hoch oben auf der Prioritätenliste stehen? Könntest Du z. B. den Sport- oder Töpferkurs im nächsten Halbjahr machen?

♥ Wenn Du mit Deinem Partner z. B. regelmäßig joggen gehst, warum ersetzt ihr das Joggen nicht durch die Beschäftigung mit Zärtlichkeit? Oder wenn ihr einmal im Monat eine Tante zum Kaffeetrinken besucht, könnte man eventuell den Besuch auf das Frühstück verlegen und die gewonnene Zeit am Nachmittag miteinander verbringen? Etwas Flexibilität und Ideenreichtum sind hier gefragt.

♥ Manchmal kosten gute Dinge etwas. Wenn es entlastet, sollte es der Griff ins Portemonnaie wert sein (natürlich nur, wenn es die Finanzen zulassen), z. B. für einen Babysitter, eine Tagespflege, eine Firma, die nötige Reparaturen erledigt, die man selbst machen wollte, Karten für einen Freizeitpark, um seine Teenager ein paar Stunden dort hinzuschicken, einen Hotelbesuch, einen Kurzurlaub etc.

♥ Man muss nicht alles selbst machen, lerne, Dinge aus Deiner Kontrolle zu geben und zu delegieren. Es ist zu Deinem Besten.

♥ Ab sofort sollte die Befriedigung Deines Partners ganz oben auf Deiner To-do-Liste stehen. Dies gilt übrigens auch für Deinen Partner!

♥ Übt euch in Enthaltsamkeit. Lernt, euch wieder zu vermissen. Plant Phasen ein, in denen ihr keinen Sex haben dürft, oder schlaft in getrennten Betten. Lernt, euch wieder aufeinander zu freuen.

♥ Seid ihr an einem Punkt, wo eine Paar- bzw. Sextherapie oder ein Coaching helfen würde? Überlegt dies gemeinsam. Feste wöchentliche Termine, die man aus eigener Tasche bezahlen muss, nicht so einfach kurzfristig absagen kann und an denen man sich nur den eigenen Interessen widmet, können sehr hilfreich sein. Bei losen untereinander ausgemachten Dates besteht die Gefahr, dass man dann doch wieder „nur" auf dem Sofa – ohne Sex – vor dem Fernseher lümmelt.

SEX MIT ZEIT: TANTRA

Wenn Du ein spiritueller Mensch und davon überzeugt bist, dass Du viel mehr bist als nur Dein biologischer Körper, dann ist Tantra genau die richtige Disziplin für Dich. Auch wenn sich bereits Frust im Schlafzimmer aufgestaut hat und Du Dir nicht mehr sicher bist, was im Leben eigentlich zählt, verwirrt oder gestresst bist, ist Tantra möglicherweise ideal, um wieder zu sich selbst zu finden. Tantra ist eine uralte indische Philosophie, die mit ganz konkreten Übungen und Techniken den Praktizierenden zu einer Verwirklichung der höchsten göttlichen Liebe im menschlichen Körper führt. Die in fernöstlichen Kulturen verstandene Erleuchtung, auch Nirvana oder Samadhi genannt, wird mit einem Zustand maximaler Befriedigung und Erfüllung gleichgesetzt, und zwar nicht nur auf der geistigen, sondern auch auf der körperlichen Ebene. Auf dem Weg dorthin verspricht Tantra echte Selbsterkenntnis und Achtsamkeit. Der Körper wird als Tempel Gottes betrachtet, Grenzen zwischen Geist und Körper werden abgebaut.

In der höchsten Ekstase des Körpers wird Gott erfahren und die Begrenzung des Ichs aufgehoben, so die Idee. Partnerübungen versprechen das Aufbrechen dualer (imaginärer) Grenzen, das Ineinanderfließen von Energien und die Verschmelzung mit dem Partner zu einem großen Ganzen. Es gibt unzählige Tantraklassen, Untergruppen und Disziplinen. Bei uns kennen wir hauptsächlich Tantra-Yoga, Tantra-Massage und Tantra-Sex. Alle diese Variationen können mit einem Partner, aber auch allein erfahren werden.

Die Stufen von Tantra sind:

♥ Reinigung
Durch Körper und Atemübungen sowie eine Ernährungsumstellung wird der Körper einer Reinigung unterzogen. Ziel ist die vermehrte Aufnahme und Transformation von Energie.

♥ Befreiung
Ängste, Hemmungen, Scham, negative Denkmuster und Gewohnheiten werden bewusst an die Oberfläche gebracht. Diese Strukturen haben sich durch eine Konditionierung der Umwelt in Form von Erziehung, Schule, Medien, gesellschaftlichen Normen etc. etabliert und werden aufgelöst. Automatisch werden diese durch göttliche Muster wie Lebensbejahung, Akzeptanz, Liebe und Selbsterkenntnis ersetzt.

♥ Fokussierung
Der Geist wird trainiert, sich in Geduld, Ausdauer, Durchhaltevermögen und Konzentration zu üben.

♥Freisetzung von Leidenschaft und Lust
Sinnliche Kräfte und Lebensenergie, die ihren Sitz hauptsächlich in den unteren Chakren (Energiezentren) haben, werden aktiviert. Leidenschaft, Lust und Ekstase sind die Folge.

♥Verschmelzung in höchster Verzückung
Am Ende einer tantrischen Erfahrung steht die Verschmelzung mit dem Partner. Ein völliges Eins-Sein verspricht Erfüllung und ungeahnte Befriedigung. Diese Veränderung soll einen Menschen für immer verändern.

Bei einer **Tantra-Partnermassage** wird sich dem Körper des Gegenübers gewidmet, insbesondere der Geschlechtsteile, obwohl dies nicht die Hauptaufgabe der Massage sein soll. Orgasmen sind aber ein willkommener und höchst wahrscheinlicher Nebeneffekt. Vielmehr sollen der Genuss an Berührungen, die Lenkung der Achtsamkeit auf den eigenen Körper und auf den des Partners im Vordergrund stehen. Während einer (weiblichen) Yoni-Massage werden erogene Zonen, Lustpunkte und die Vagina massiert. Während der (männlichen) Lingam-Massage werden Penis und Testikel massiert.

Um an eine Tantra-Massage zu kommen, gibt es zwei Möglichkeiten: Man besucht einen Kurs für Paare, in dem man lernt, sich gegenseitig zu massieren, oder man sucht eine der zahlreichen Massage-Institute auf, die eine derartige Massage anbieten. Die dritte Möglichkeit kommt mir etwas dubios vor: Beim Blick in das lokale Wochenblatt meiner Stadt und auch im Internet findet man immer wieder Anzeigen von Männern, die kostenlose Yoni-Massagen anbieten. Ob diese jemals einen Kurs besucht haben und dies zum Sammeln massagetechnischer Berufserfahrung machen, möchte ich mal offenlassen. Ehemalige Teilnehmer von Tantra-Massagekursen berichten von nackten Tatsachen: Die teilnehmenden Paare sowie das lehrende Paar, welches die Übungen vormacht, sind nackt; dies ist eine Grundvoraussetzung im Tantra. Geht man als Kunde zu einer Tantra-Massage, ist man ebenfalls nackt – genauso wie die Person, die massiert.

Wenn es sich um einen seriösen Anbieter handelt, wird in einem Vorgespräch geklärt, ob alle Lustpunkte berührt werden dürfen oder nicht. Eine echte Tantramassage dauert mindestens 1,5 Stunden, in der Regel werden 2- bis 3-stündige Massagen angeboten und sie kosten zwischen 150 € und 400 €.

Tantramassagen richten sich an Personen und insbesondere an Paare, die eine neue Perspektive auf ihren Körper und ihre Sexualorgane einnehmen möchten, die sich fallenlassen wollen, bestehende Blockaden und Hemmungen aus dem Weg räumen und sich gegenseitig sexuell wiederentdecken möchten. Indem man lernt, sich gegenseitig nach Tantra-Art zu massieren und zu stimulieren, zollt man dem Körper Respekt, begegnet ihm mit Liebe und gibt sich voller Vertrauen in die Hände des Partners. Bei Tantra ist man durch Nacktheit und Berührung der Intimregion sehr verletzlich und sensibel, die Nähe und die Verbundenheit mit dem Partner aufgrund dieser Auslieferung können ein sehr großes Geschenk für die Beziehung sein.

Tantra-Sex ist wohl eine der romantischsten und innigsten Begegnungen, die man erlernen kann. Zeit ist dafür unabdingbar, denn körperliche Achtsamkeitsübungen sind genauso Bestandteil des Sexes wie eine Ganzkörpermassage. Viele Kurse und Workshops lassen die Paare sogar mit einem gemeinsamen Essen oder einer Teezeremonie starten, bevor die körperliche Erfahrung beginnt. Atemübungen oder meditative Entspannungsübungen bilden den ersten Schritt, bei dem man sich im Schneidersitz gegenübersitzt, gefolgt von einer gegenseitigen Körpermassage, die den Intimbereich einbezieht. Die Vereinigung am Schluss von Tantra-Sex wird in einer Stellung vollzogen, bei der man sich in die Augen sehen kann. Die Bewegungen sind langsam, wie in Zeitlupe und bedächtig. Der Fokus soll ganz im Moment sein. Wenn man sich auf den Orgasmus zubewegt, macht man eine Pause und hält inne, bis die Erregung etwas abflacht. Es gibt Varianten des Tantras, in denen bleibt der Penis unbewegt in der Vagina, bis er droht, zu erschlaffen. Erst dann fährt man mit der

Penetration fort. Wer einmal Tantra ausprobiert hat, ist begeistert. (Multiple) Orgasmen der Superlative, geistige Einheit, besondere Achtsamkeit, Wohlbefinden, besondere Nähe zum Partner, Wärme und Liebe als unmittelbare Erfahrung, die Gründe werden zahlreich angegeben.

Tantra in einem Workshop oder Seminar mit persönlicher Teilnahme zu lernen, setzt Mut und Freizügigkeit voraus. Wer an Tantra interessiert ist, sich jedoch unwohl fühlt, seine Intimität mit fremden Menschen zu teilen, der kann sich durch Bücher oder Online-Seminare fortbilden.

Ein weiterer Baustein ist **Tantra-Yoga**, auch unter Kundalini-Yoga bekannt. Die Übungen und Positionen konzentrieren sich auf das Freisetzen der Kundalini-Energie, welche im Wurzelchakra sitzt und dort auf Erweckung wartet. Symbolisch stellt man diese Schöpferkraft als Schlange dar, die sich am unteren Ende der Wirbelsäule zusammengerollt hat. Mythologisch gesehen haben die Götter dafür gesorgt, dass sich das göttliche Bewusstsein von der schöpferischen Kraft abgetrennt hat, man könnte es analog auch mit dem Rauswurf aus dem Paradies gleichsetzen. Wenn wir davon ausgehen, dass wir Menschen schöpferische, multidimensionale und göttliche Geschöpfe sind, dann sind wir in dieser dichten, materiellen Welt durchaus von unserem ganzheitlichen Potenzial abgetrennt. Kundalini ist die Energie, aus der wir Lebenskraft, Fruchtbarkeit und Sexualität schöpfen und die bei Erweckung verspricht, die Seele mit dem Göttlichen zu verbinden. Um die Energie aus ihrem Winterschlaf zu wecken, muss das Chakrensystem gereinigt werden, bevor Kundalini durch alle Chakren fließen kann. Es gibt sieben Hauptchakras, die wie kleine Energiewirbel oder Portale zwischen den Energiekörpern (Mental-, Astral- und Ätherkörper) fungieren und entlang der Wirbelsäule verlaufen.

Die Durchführung von Tantra-Yoga beinhaltet Atemübungen, Meditation, Gesang, geführte Visualisierungen und Körperübungen. Die Übungen, die auf einer Yoga- oder Gymnastikmatte ausgeführt werden, können sehr anstrengend werden, insbesondere, wenn man in einigen Positionen zwischen 3 und 15 Minuten ausharren sollte. Je nachdem, wo man Tantra-

Yoga erlernt, wird mehr oder weniger Wert auf eine yogische Lebensphilosophie gelegt. Daher sollte man nicht überrascht sein, wenn auch fernöstliches Wissen, Hingabe an die höchsten Götter, praktizierte Nächstenliebe und Ernährungslehre Lehrstoffe eines Kurses sind.

SEX-BUCKETLIST FÜR PAARE

♥ „Schatz, machen wir einen Video-Abend?" – Wenn Du auf diese Frage ein „Ja" zur Antwort bekommst, ist es die beste Gelegenheit, Deinen Herzensmenschen mit einem **erotischen Film** zu überraschen. Die Betonung liegt auf „Film", soll heißen: Es gibt auch anspruchsvolle Filme, die einen erotischen Auftrag verfolgen. Vorteil zu kurzen, pornografischen Sequenzen, die man im Internet zuhauf findet, ist zum einen eine Geschichte und eine erotische Stimmung, die sich langsam aufbaut. Handelsübliche Pornos richten sich hauptsächlich an eine männliche Zielgruppe und beinhalten immer ähnlich unrealistische Szenen (und Darsteller, die optisch einem bestimmten Typus entsprechen): Oralsex, harter Analsex, Gestöhne der Frau bei Penetration und ein sprudelnder Samenerguss in Mund oder Anus, fertig. Daher investiere etwas Mühe beim Auffinden eines erotischen Filmes. Ob Vintage (ein Sexfilm aus den letzten fünf Jahrzehnten), Fantasy, Virtual Reality, Action, Mystery, heute gibt es viel mehr Auswahl als früher und es gibt mittlerweile Filme, die von Frauen für Frauen produziert werden! Die Inhalte sind deutlich natürlicher, kreativer und fantasievoller. Aber auch erotische Kinoerfolge sind zu empfehlen. Beispiele unterschiedlichster Filme: „Female Fantasies" von Petra Joy (Pornofilm), „Geschichte der O" von Just Jaeckin (Fantasy-Pornofilm), „Silver Shoes" von Jennifer Lyon Bell (Pornofilm), „Wilde Orchidee" von Zalman King (erotischer Actionfilm), „Caged – Gefangene der Lust" von Stephan Brenninkmeijer (erotischer Thriller), „Dressed to kill" von Brian de Palma (erotischer Vintage-Kriminalfilm), „Secretary" von Steven Shainberg (erotischer Liebesfilm), „Bound – Gefesselt" von Lilly Wachowski (erotischer Mafiathriller), „Gefahr und Begierde" von Ang Lee (erotischer Politthriller) oder „Crash" von David Cronenberg (erotisches Psychodrama).

♥ **Sex unter freiem Himmel** kann sehr bodenständig sein, reißt aus der Routine und macht aus dem erotischen Rendezvous ein ganz natürliches und entspannendes Erlebnis; dann nämlich, wenn wir Sex in der Natur haben. Wind auf der Haut, kühles Moos unter den Füßen, ein plätschernder Bach im Hintergrund: Wohltat für unsere angespannten Sinne. Nachts am Strand, bei Mondschein am See, tief im Wald oder auf einer sonnigen Lichtung, versteckt im Park, hoch auf dem Berggipfel, kuschelig im Zelt, schwitzend am Lagerfeuer, auf einem Hochstand, in einem Maisfeld, auf einer einsamen Insel, es gibt so viele Möglichkeiten ...

♥ **Sex am Arbeitsplatz:** Dein Liebling macht mal wieder Überstunden? Hol ihn doch von der Arbeit ab und überrasche ihn mit einem sexy Outfit oder ohne Unterwäsche. Wenn euch keiner erwischen kann, dann probiert Sex auf dem Schreibtisch, Sex in der Werkstatt oder dem Lager, in einem Abstellraum oder auf dem Chefsessel (vergewissert euch vorher, dass dieser schon nach Hause gegangen ist).

♥ **Erotischer Video-Chat:** Ihr seid ein paar Tage oder Stunden voneinander getrennt? Überrasche Deinen Herzensmenschen mit einem etwas anderen Video-Chat, indem Du ihn zusehen lässt, wie Du Dich selbst berührst. Mach ihn heiß, indem Du erzählst, wo Du gerade gern von ihm berührt werden möchtest. Wenn er kann, kommt er schneller nach Hause.

♥ Schick Deinem Schatz eine **erotische E-Mail oder Chatnachricht**. Gehe dabei ins Detail und beschreibe ihm, was Du mit ihm machen wirst, wenn ihr euch seht, oder beschreibe ihm eine erotische Fantasie von Dir. Formuliere es wie einen Handlungsablauf, den entweder Du tun wirst oder er tun soll. Wenn Du dann noch ein heißes Bild von Dir anhängst, kann Dein Schatz es kaum erwarten, bis er wieder bei Dir ist.

- **Sex an einem öffentlichen Ort.** Die Gefahr, erwischt zu werden, verschafft einen regelrechten Adrenalin-Kick und macht das Erlebnis umso aufregender. Euren Ideen sind keine Grenzen gesetzt: Fahrstuhl in einem Hochhaus, Umkleidekabine in einem Kaufhaus, Kino, Sauna, Schwimmbad, auf einem Parkplatz, im Auto unter einer Brücke, in einem Hauseingang oder Kellerabteil etc.

- **Rollenspiele:** legt eure Identitäten für die Dauer eines heißen Rollenspiels ab und schlüpft in unterschiedliche Rollen. Lernt euren Partner dabei von einer neuen Seite kennen und lieben.

- **Spielt die erotische Tombola:** Jeder von euch schreibt sexuelle Fantasien oder Handlungen auf kleine Zettel und faltet diese zusammen. Jeder legt seine Zettel in einen separaten Behälter. Alternativ sind die Zettel farblich unterschiedlich und ihr legt sie in ein großes Glas. Abwechselnd könnt ihr nun jeweils einen Zettel des anderen herausziehen und ihm diesen Wunsch erfüllen bzw. die Anweisung befolgen.

- **Sex mit einem anderen Paar:** Kommt ihr überein, dass dies eine aufregende Möglichkeit darstellt, dann findet ein anderes Paar, mit dem ihr Sex haben könnt. Dabei könnt ihr euch nur gegenseitig zusehen oder einen Schritt weiter gehen und die Partner tauschen oder auch zu viert aktiv untereinander werden.

- **Besuch eines Swingerclubs:** Dort findet ihr viele Personen und Paare, die sich zum selben Zweck am selben Ort einfinden. Das aktive Mitmachen ist übrigens nicht verpflichtend, man darf auch zusehen und sich einfach inspirieren lassen. Viele dieser Clubs haben auch spezielle Räume, die nach Themen aufgeteilt sind, für SM-Handlungen, Bondage (Fesselspiele), Gruppensex, Beobachtungsräume etc. Bevor ihr zu einem Besuch eines Sexclubs aufbrecht, solltet ihr klare Regeln aufstellen, was passieren darf und was nicht.

♥ **Ménage à trois:** Eine dritte Person im Bunde ist eine weit verbreitete Fantasie. Wenn dies für euch in Frage kommt, klärt vorab sehr genau, wie weit ihr gehen wollt und was passieren darf und was nicht. Sucht die Person nach Kriterien aus, die von euch beiden gemeinsam festgelegt werden.

♥ Hast Du Deinen Partner schon **einmal mitten in der Nacht aufgeweckt**, um mit ihm Sex zu haben? Gehe dabei sanft vor, streichle und küsse ihn so weit, bis er erregt ist. Schlaft dann miteinander und träumt weiter.

♥ Der Wecker klingelt um 6:00 Uhr? Stell ihn eine Viertelstunde früher und lade Deinen Lieblingsmenschen auf eine Runde **erotischen Frühsport** ein.

♥ **Fesselt euch:** Es muss nicht unbedingt etwas mit Bondage oder SM zu tun haben, wenn ein Halstuch, Schal oder Handschellen dazu benutzt werden, die Hände und/oder Füße zu fixieren. Mit diesem Erlebnis stärkt ihr eure Vertrauensbasis und sorgt für ein ganz neues Gefühl: passiv zu sein und nur zu genießen. Alternativ könnt ihr euch auch die Augen verbinden.

♥ **Besorgt es euch gegenseitig, ohne** miteinander zu schlafen. Benutzen könnt ihr sämtliche Hilfsmittel, die zum Höhepunkt verhelfen: Hände, Finger, Füße, Mund, Zunge, Dildos, Vibratoren, Brüste etc.

♥ **Macht euch gegenseitig ein Geschenk aus dem Sex-Shop.** Das, was gekauft wird, wird auch ausprobiert: Reizwäsche, Massagegeräte, Vibratoren, Penisaufsätze, Penispumpen, Intimschmuck etc. Auf zur Shopping-Tour!

♥ Wenn Du mit Deinem Partner ins Bett gehst, kündige an, dass Du ihm gern noch etwas vorlesen möchtest. Überrasche mit einer **erotischen Kurzgeschichte** oder einem Roman. Mal sehen, wie lange es dauert, bis seine Hände zu Dir hinüberwandern.

- **Erregt Euch beim Sex mit „Dirty Talk“.** Ob die gesprochenen Dinge vulgär oder zärtlich sein sollen, liegt ganz bei euch und richtet sich nach euren Vorlieben.

- Gestresst vom Tag? Biete Deinem Partner an, ihn zu **massieren**. Starte dabei sehr unverfänglich und harmlos und weite die Berührungen langsam auf die Lustpunkte aus. Ein gut duftendes und wärmendes Massageöl hilft, zu entspannen. Wenn Du Dir dabei Zeit lässt, wird das Ergebnis zufriedenstellend sein.

- Probiert eine **Sexstellung** aus, die ihr noch **nie** gemacht habt.

- **Duscht zusammen oder nehmt ein Bad.** Es ist so einfach umzusetzen, doch wer macht dies im Alltag wirklich? Nackte nasse Haut, warmes, entspannendes Wasser, duftende Gele oder Seifen, in die man sich gegenseitig einhüllt, für die Erotik perfekt! Überrasche Deinen Partner und schlüpf zu ihm unter die Dusche, wenn er es am wenigsten erwartet.

- Wann hast Du Deinem Partner das letzte Mal **während einer Autofahrt** zwischen die Beine oder an die Brust gegriffen? Platziere Deine Hand unverfänglich auf dem Oberschenkel und arbeite Dich sehr langsam und zärtlich nach oben. Mit ein paar erotischen, deutlichen Worten kann es sofort sehr heiß im Auto werden, daher solltet ihr parken, bevor es losgeht. Ob ihr auf den Rücksitz umsteigt oder euch gegenseitig einen Hand- bzw. Blowjob gebt, bleibt euch überlassen.

- Du liebst Süßigkeiten und Naschereien? Hinterlasse **auf dem Körper** Deines Partners **Spuren** von Sprühsahne, Schokocreme oder Honig und lecke diese genüsslich ab. Er möchte auch etwas davon abhaben? Dann trage die süßen Sachen auf Dir auf und lass ihn naschen!

„Talk dirty to me“

Es ist so einfach, wie es klingt: Ein paar Worte können dafür sorgen, dass im Bett die Post abgeht. Unsere sexuellen Gedanken, Wünsche und Fantasien sind es, die uns nass, geil und „bereit“ werden lassen. Wenn wir in der Lage sind, diese zu verbalisieren und vom Kopf ins Ohr zu bringen, dann turnt das enorm an. Dabei ist es wichtig, auf den Punkt zu kommen, denn Du sollst im Bett keine Romane erzählen. „Dirty Talk“ bringt Dir einen großen Zugewinn, denn Du kannst Deinen Partner wissen lassen, was Dich in Fahrt bringt, wie er etwas machen soll und wie es sich für Dich anfühlt. Was ist lustvoller, als die Erregung des Partners zu sehen, zu spüren und zu hören? Warum also bleiben so viele Menschen im Bett stumm? Dahinter steht wohl die Angst, sich zu blamieren, etwas Lächerliches zu sagen oder die richtigen Worte zu finden. Ein geringes Selbstbewusstsein könnte dahinterstecken, aber auch Menschen, die eher introvertiert sind und sich beim Sex mehr auf die eigenen Empfindungen konzentrieren, neigen zu geringem oder gar keinem Mitteilungsbedürfnis beim Sex. Vielleicht gibt es auch den einen oder anderen, der nie darüber nachgedacht hat, dass man beim Sex mit dem Mund auch noch andere Dinge tun kann, wie z. B. reden?

Seine Hemmungen von heute auf morgen loszuwerden ist nicht einfach. Die gute Nachricht ist: Man kann es lernen. Dazu mach Dir zunächst klar,

- dass Du im Idealfall mit dem Menschen Sex hast, dem Du sonst alles anvertraust und der Dich am besten kennt. Glaubst Du wirklich, der Mensch, mit dem Du Dein Leben und Deine Zeit verbringst, verzeiht Dir keine kleinen Fehler?

- Nobody is perfect! Wir alle machen Fehler, das gehört zum Leben dazu. Und ich kenne fünfzig Milliarden Dinge, die weitaus schlimmer sind, als etwas „Komisches" im Bett zu sagen.

- dass etwas Komisches zum Lachen bringt. Im Bett mit seinem Herzensmenschen zu lachen, ist ein Zeichen von Nähe und Verbundenheit. Ist das nicht lohnenswert?

- Nur wer ein Risiko eingeht, wird vom Leben belohnt. Du kannst Dich nicht ständig von Deinen Ängsten ausbremsen lassen und Dich in ihnen verfangen. Befrei Dich davon, denn nur so lebst Du die beste Version von Dir.

- Allein die Tatsache, dass Du bereit bist, es zu probieren, und Du somit über Deinen Schatten springst, wird Dir Zuneigung, Respekt und Liebe von Deinem Partner einbringen.

- Ein offener Umgang bei den ersten Proben zu „Dirty Talk" macht es halb so schlimm, wenn mal etwas danebengeht. Wenn Du selbst merkst, etwas war nicht so passend, dann sag das. Und schon kann es weitergehen! Schwamm drüber!

- Übung macht den Meister. Setz Dich nicht unter Druck und fange mit kleinen Sätzen an. Mit der Zeit wirst Du immer besser. Die Reaktion Deines Partners wird Dich belohnen.

- Ein kleiner Schwips kann bei manchen Menschen Wunder wirken. Dies ist keine Aufforderung, sich zu betrinken! Ein kleines Glas Sekt, verantwortungsvoll getrunken, kann dazu beitragen, sich locker und ungehemmter zu fühlen.

- Mach Dir bewusst, wie einzigartig Du bist und welche Talente und Vorzüge Du hast. Es gibt keinen Grund, schüchtern zu sein.

- Sprich über Deine Ängste. Dein Partner wird Dir versichern, dass er Dich so liebt, wie Du bist.

- Vielleicht lehnst Du „Dirty Talk“ ab, weil Du es als ein Tabu ansiehst, denn Du gehst fälschlicherweise davon aus, dass man immer etwas Vulgäres sagt? Falsch gedacht. Du entscheidest mit Deinem Partner, was gefällt. Es können auch liebevolle und zärtliche Worte fallen.

- „Dirty Talk“ muss nicht zwangsläufig gesprochen werden, Du kannst es auch aufschreiben, per SMS oder E-Mail schicken. Daraus folgt, dass es nicht immer beim Sex passieren muss. „Sexting“ ist eine hervorragende Übung (Du könntest so beginnen: „Ich habe heute Nacht von Dir geträumt, das konnte ich dir heute Morgen gar nicht mehr sagen. Das ist passiert ...“ oder „Ich habe gerade an dich gedacht. Weißt du eigentlich, wie feucht du mich machst? Wenn ich darüber nachdenke, dass ...“).

- Mit „Dirty Talk“ lässt sich erotische Spannung aufbauen und Vorfreude erzeugen.

Du bist sonst sehr eloquent und nicht auf den Mund gefallen, doch beim Thema „Dirty Talk“ fehlen Dir die Worte? Mit diesen Tipps gelingt die Verbalerotik:

♥ Beginne mit kurzen Worten. Diese müssen nicht sehr deutlich sein, dies ist kein Buchstabierungswettbewerb. Ein langgezogenes „Jaaaaaaaa“ oder „Ooooh ja“, „Guuuuut “, „Waaahnsinn“ ist ein guter Anfang.

- ♥ Als Nächstes gib kurze Anweisungen, Aufforderungen oder Befehle, wie z. B. „tiefer“, „schneller“, „mach weiter“, „komm her“, „steck ihn rein“.

- ♥ Gehe dazu über, zu beschreiben, wie sich etwas anfühlt, z. B. „Du bist so schön nass“, „Dein Schwanz ist so groß und heiß“, „Deine Brüste sind so weich und rund“, „Du bist so eng und feucht“ etc.

- ♥ Das nächste Mal versuche Dich in längeren Anweisungen bzw. längeren Beschreibungen der Empfindungen z. B. „Ich gehöre dir, mach mit mir, was du willst“ oder „Ich bin so geil auf dich, ich will sofort in dich rein und deine Nässe spüren“, „Ich will, dass du heute von hinten in mich eindringst“ etc.

- ♥ Probiere, die Dinge, die beim Sex passieren, zu beschreiben: „Gefällt dir das, wenn ich deinen Schwanz ganz langsam zwischen meine Brüste gleiten lasse und sie dann zusammendrücke ...“ oder „Fühlst du meinen Finger an deiner Klitoris, sie ist ganz groß und hart ...“

- ♥ Gib Deinem Partner auch verbal das Feedback, was er braucht, um stets sein Bestes zu geben: „Keine Frau hat es mir je so besorgt wie du“ oder „Nur bei dir komme ich so intensiv“, „Ich bin noch nie so gekommen wie eben“, „Ich will nur noch in dir kommen und nirgendwo anders“ etc.

- ♥ Du kannst Deine Wortwahl und Deinen Ton beliebig anpassen, dazu finde im Vorfeld heraus, ob Dein Partner es gern etwas härter mag oder sogar sehr dominant, zärtlich oder vulgär etc. Auch solltet ihr klären, welche Begriffe euch abturnen und wo die Grenze verläuft. Meistens zählen abwertende Worte wie „Pimmel“ oder „Votze“ und klischeehafte Bezeichnungen wie „geile Stute“ oder „geiler Hengst“ nicht zu den Oberzündern.

- ♥ Hol Dir Inspirationen in einem erotischen Film oder in der erotischen Literatur. Sätze oder Formulierungen, die Dir gefallen, bleiben im Gedächtnis.

No-Gos beim „Dirty Talk" sind:

- ✘ Keine Babysprache verwenden. „Was macht denn die kleine Muschilein da …" oder „Kanntu Hansi bitte kraulen da unten …" ist null erregend.
- ✘ Keinen Konjunktiv benutzen. „Würdest Du mir mein Loch zum Glühen bringen …" – Die Höflichkeitsform passt – einzige Ausnahme sind Rollenspiele – nicht wirklich, daher lieber „Bring mir mein Loch zum Glühen …"
- ✘ Keine Beleidigungen aussprechen, es sei denn, es ist im Zuge eines Rollenspiels oder einer besonderen Vorliebe so gewünscht. Wenn dies nicht der Fall ist und man Dinge sagt wie „Du dreckige Hure, ich fick dir dein Hirn raus …", ist die Stimmung sofort im Eimer.

Kinky stuff & vermeintliche Tabus

Jenseits von Blümchensex und Mainstream gibt es noch viel mehr, was die Gemüter und Körper in den Erotikhimmel katapultieren kann. Es ist nicht für jeden und alle geeignet, aber es lohnt sich, einen Blick zu riskieren. Wer sich einen offenen Geist bewahrt hat und sich gern selbst ein Bild macht, bevor er sich einer breiten Meinung ungeprüft unterwirft, ist herzlich eingeladen, die nachfolgenden Dinge auszuprobieren. Versuch macht klug. Da es unzählige Stufen der nachfolgenden Sexpraktiken gibt, ist der Laie dazu aufgerufen, mit dem Einsteigerprogramm zu beginnen. Danach zeichnet sich schon ein genaues Bild ab, ob man diese Variationen weiterverfolgen sollte oder nicht.

Tabus zu brechen, hatte schon immer einen gewissen Reiz. Sei es aus Rebellion, aus Neugier, wegen des Kicks, etwas Verbotenes zu tun, um sich von der breiten Masse abzugrenzen, oder einfach aus dem Lustgewinn, etwas ganz besonders „Schmutziges“ zu tun. Dabei ist ein Tabu nicht automatisch illegal oder per Gesetz verboten, vielmehr gilt es gesellschaftlich als eine Verbotszone oder ein Verhaltenskodex, an den man sich zu halten habe. Fragt sich nur, wer diese Regeln auferlegt? Jeder Mensch ist der Kapitän seines Lebens und sollte zur Selbstverantwortung erzogen werden und alle Dinge tun können, die ihn erfüllen, sofern niemand anderes dabei zu Schaden kommt. Wenn sich zwei Personen für ihre Intimität auf eine gemeinsame Sache einigen und diese als lustvoll einstufen, hat niemand das Recht, sich darüber ein Urteil zu erlauben, wenn niemand sonst Schaden erleidet. Zur Erinnerung: Erlaubt ist, was gefällt.

GOLDEN SHOWER

Hauptsächlich männliche Wasserratten lieben sie, die fließenden, warmen, gelben Flüsse: Die Rede ist von Pinkelspielchen, hochoffiziell als Urophilie und in der Umgangssprache als Watersports oder Wetgames bekannt. Wer jetzt das Gesicht verzieht, ist unter Umständen etwas voreilig, denn einmal Hand aufs Herz: Wenn der Partner vor uns pinkeln kann und sich an den nächsten Baum stellt oder in den Park hinter einen Busch hockt, dann ist dies für gewöhnlich ein Zeichen von Vertrauen und Intimität, oder? Ich bin mir sicher, der eine oder andere Leser hat bereits dem Drang nachgegeben und unter der Dusche laufen lassen, dabei die wohlige Erleichterung sowie das Gefühl des warmen Rinnsals auf der Haut genossen, als es die Beine herunterlief. Eigentlich ist es das natürlichste Bedürfnis der Welt, viele Heilpraktiker und Naturfreunde sprechen Urin sogar eine heilende Wirkung nach, entweder durch die äußerliche oder innerliche Anwendung.

Von dort ist es nur noch ein kleiner Schritt, Natursekt zu geben oder zu nehmen: den Partner anzupinkeln oder angepinkelt zu werden. Die Durchführung selbst wird von Liebhabern als erotisch und stimulierend empfunden. Die Steigerung dieses Fetischs ist das Trinken von Natursekt oder das Zielen beim Strullern in die Vagina oder den Anus. Es gibt Männer, die stehen drauf, ihre Partnerin in gehockter Haltung in der freien

Natur pinkeln zu sehen, andere lieben die Verzweiflung, die sich breit macht, wenn man im Stau steht und weit und breit keine Toilette in Sicht ist, und wieder andere lieben es, angepullert zu werden. In Einzelfällen könnte dies mit einer Liebe zur devoten bzw. dominanten Haltung einhergehen, denn derjenige, der pinkelt, hat die Macht. Der Moment des Wasserlassens hat etwas Verletzliches, aber auch etwas Bodenständiges und Natürlich-Notwendiges, sodass die Fähigkeit, dieses Element mit einem anderen Menschen zu teilen – und das Loslassen der anerzogenen Scham – als bedingungsloses Vertrauen (aber auch als Auslieferung oder Strafe) angesehen wird. Wer den Wasserspielchen eine Chance geben möchte, der sollte folgende Ratschläge beachten:

♥ Kläre vorab mit Deinem Partner, wie genau der Natursekt serviert werden soll. Möchtest Du angepullert werden oder lieber den anderen anpullern? Wo darf hingezielt werden? Geht es darum, den anderen beim Wasserlassen zu beobachten? Eine ausdrückliche Erlaubnis muss eingeholt werden!

♥ Wir alle kennen den mitunter stechenden Geruch von Urin: Grund dafür ist eine unzureichende Flüssigkeitsaufnahme, denn wenn wir genug trinken, ist der Urin fast geruchslos. Der Körper entledigt sich durch das Ausscheiden von Körperwasser abgebauter Stoffwechselprodukte wie Harnstoff und Harnsäure, die durch viel Trinken stark verwässert oder durch wenig Trinken hoch konzentriert vorkommen. Um einen starken Uringeruch zu vermeiden, sollte ausreichend getrunken werden, mind. 1,5 bis 2 Liter Wasser.

♥ Es gibt Lebensmittel, Getränke und Medikamente, die auf den Uringeruch Einfluss haben. Ist ein Pinkelspiel geplant, sollte man auf den Verzehr von Knoblauch, Spargel, Kaffee, Zwiebeln, Lauch, Schnittlauch, gebackenen Bohnen, Eier, Fisch, Pilze, Sellerie, Rettich und Kohlarten, wie Brokkoli, Blumenkohl, Grünkohl und Rosenkohl, verzichten. Feine Nasen machen im Urin ebenfalls Spuren von Medikamenten aus, z. B. von Antibiotika, Schmerzmitteln und Nahrungsergänzungsmitteln. Andere Lebensmittel dagegen haben einen positiven Einfluss auf den körpereigenen Stoffwechsel und können einer unangenehmen Geruchsentwicklung des Harnwassers entgegenwirken; der Verzehr von Preiselbeersaft, Sauermilchprodukten, wie z. B. Buttermilch, Joghurt und Kefir, Petersilie, Blattsalat, Spinat, Weizenkleie und Leinsamen ist zu empfehlen.

♥ Der morgendliche Urin ist für Laien nicht zu empfehlen, da er hoch konzentrierte Ausscheidungsprodukte enthält, die nachts verstoffwechselt werden. Geruch und Farbe sind eher streng und können auf nüchternen Magen Übelkeit hervorrufen.

♥ Für das erste Mal ist die Dusche der perfekte Platz oder ein Örtchen in der freien Natur. Bevor man die Sprinkleranlage im Bett aufdreht, sind gewisse Vorkehrungen zu treffen, denn vollgeschiffte Bettwäsche und eine nasse Unterlage sind keine erotischen Begleiter. Zum Schutz der Matratze sollte eine Inkontinenzauflage, die wasserdicht und waschmaschinengeeignet ist, angeschafft werden sowie Gummilaken bzw. wasserabweisende Bettwäsche und -stoffe, wie beschichtete Baumwolle, Wachstuch, Polyester oder Softshell.

♥ Bei der Premiere kann es durchaus sein, dass Du zwar musst, aber es nicht läuft. Sich vor einer anderen Person zu erleichtern, ist nicht so einfach. Mit etwas Übung wird es allerdings immer besser. Also locker bleiben und nichts erzwingen. Um dennoch nicht aufzugeben, versuch es auf der Toilette, wenn Dein Partner in der Nähe ist. Je voller die Blase, desto höher die Wahrscheinlichkeit, dass der Strahl auch läuft.

TIPPS UND TRICKS FÜR GUTEN ANALSEX

Wer das Haus durch den Hintereingang betreten darf, ist in der Regel den Bewohnern des Hauses gut bekannt. Diese Analogie ist für Analverkehr ebenso zutreffend, denn es braucht in erster Linie Vertrauen, um ein Eindringen in den Anus zu vollziehen. Weitere wichtige Komponenten sind Vorbereitung, Zeit und Gleitmittel, daher ist ein Quickie oder One-Night-Stand keine gute Gelegenheit für eine erfolgreiche Erstaufführung.

Da sich in den Darmwänden und besonders im Enddarm Abfallprodukte aufhalten können, kann eine anale Waschung vor jedem Analsex Sicherheit geben, dass keine unerwünschten Spuren an Penis/Finger/Dildo zurückbleiben. Aus diesem Grund kann die Anschaffung einer sehr preiswerten Analdusche, häufig aus Silikon, angebracht sein. Dies sind kleine Bälle mit einer verlängerten Öffnung, die mit ca. 250 ml lauwarmen Wasser befüllt werden. Als Erstes führt man das verlängerte Röhrchen in den Anus ein und drückt auf den Ball, damit das Wasser in den Enddarm gespült wird. Nun hält man den Ball gedrückt und entfernt die Analdusche (an diesem Punkt bitte den Ball nicht loslassen, da sonst das verunreinigte Wasser zurück in den Silikonkörper gezogen wird). Im Anschluss setzt man sich auf die Toilette und alles geht seinen Gang. Diese Prozedur sollte so lange wiederholt werden, bis das Wasser klar ist. Dies kann je nach Verunreinigung des Enddarmes variieren. Als Alternative gibt es im erotischen Versandhandel spezielle Duschaufsätze, die an die Dusche angeschlossen und in den Anus eingeführt werden können. Wem das zu aufwendig ist, sollte ein Mindestmaß an Hygiene einhalten und die Analregion unter der Dusche mit lauwarmem Wasser reinigen.

Der Anus ist ein Muskel und brauch eine Aufwärmphase, um sich schmerz- und problemlos dehnen zu können. Ob dies mit dem Finger gemacht wird, einem Analdildo oder der Penisspitze, liegt in eurem Ermessen. Es empfiehlt sich aber, die Region rund um den Schließmuskel einzubeziehen und diese mit einer Massage zu lockern, indem ihr spezielle Anal-Gleitgele benutzt. Wichtig zu beachten ist:

Keine haushaltsüblichen Öle zum Kochen, Körperlotionen etc. benutzen. Kokosöl ist nur eine Ausnahme, wenn keine Kondome benutzt werden (da es zersetzend auf Latexstoffe wirkt).

Kommen Spielzeuge aus Silikon zum Einsatz, sollten keine silikonhaltigen Gele aufgetragen werden, da diese die Oberfläche schädigen, hier empfehlen sich Massage- und Gleitgele auf Wasserbasis.

Analvibratoren, wie z. B. Massagestäbe, entspannen den Schließmuskel und bereiten ihn z. B. für das Eindringen des Penis beim Sex vor. In jedem Falle sollte man sich vergewissern, dass die zu penetrierende Person bereit für das Eindringen ist und nicht einfach etwas hineinstecken, zu einem Zeitpunkt, wo es noch als schmerzhaft empfunden wird. Ganz abgesehen davon, dass die Verletzungsgefahr der Darmwand hoch ist.

Wer anal stimuliert wird, darf andere Lustpunkte einbeziehen, um das Erlebnis angenehmer und erregender zu gestalten, daher sollte man den Penis oder z. B. die Klitoris nicht vergessen. Ist ein Analsex anberaumt, dann lohnt es sich, sich mit ein paar kleinen Helfern darauf vorzubereiten: Profis schwören auf Analkugeln, -ketten oder sogenannte „Plugs", die wie ein Stöpsel in den Anus eingeführt werden, dort für den ganzen Tag oder ein paar Stunden verbleiben und von der Außenwelt unbemerkt stimulieren. Positiver Nebeneffekt ist das Dehnen des Schließmuskels, der mit regelmäßiger Anwendung trainiert werden kann. Beginnen kann man mit der kleinsten „Plug"- Größe, dann kann man sich Schritt für Schritt vergrößern. Bei der Erstanschaffung ist darauf zu achten, dass die einzuführenden Stöpsel einen stabilen Griff in Form eines Ringes oder Stegs haben, um auszuschließen, dass die kleinen Helfer komplett in den Darm rutschen. Passiert dies doch, ist dies kein Fall für die Notaufnahme: einfach in die Hocke gehen und etwas pressen.

Für das erste Ausprobieren sollte eine Stellung gewählt werden, in der man sich gegenseitig in die Augen sehen kann, um kleinste Unannehmlichkeiten sofort zu erkennen. Für die anale Stimulation der Frau eignet sich die in diesem Buch beschriebene Schmetterlingsposition (aus dem Kamasutra), bei der sie die Füße auf die Schultern des Mannes aufstellt, oder die hockende Reiterposition, in der sie selbst die Tiefe und Intensität bestimmen kann. Etwas fortgeschrittenere Paare können sich in der Löffelchen-Position oder in der stehenden Doggy-Style-Stellung lieben. Soll der Mann anal stimuliert werden, sollten sich beide, einander zugewandt, auf die Seite legen und die Frau fasst durch seine Beine hindurch, während der Mann das obere Bein anwinkelt und an den Körper zieht oder aufstellt.

Wer sich zum Analsex-Profi entwickelt, mutig und aufgeschlossen ist, für den ist der Sex mit einem „Strap-on“ vielleicht erstrebenswert: Hier werden die Rollen getauscht und die Frau darf den Mann penetrieren. Zu diesem Zweck gibt es im Sexhandel einen sogenannten „Umschnalldildo“. Diverse Ausführungen versprechen auch der Frau beim Stoßen ein Lusterlebnis, wenn sich auf der Innenseite dieses Dildos, der im Prinzip wie ein Höschen verarbeitet ist, ebenfalls ein Dildo oder ein Vibrationsgerät für die Klitoris befindet.

Bitte nicht erschrecken, wenn der Analsex Geräusche verursacht. Während der Penetration gelangt Luft in den Darm, die sich ihren Weg wieder heraussucht, daher kann es zu Quietsch-, Popp-, Furz- oder Schlupfgeräuschen kommen. Eine Übereinkunft, ob der männliche Partner (ohne Kondom) in den Darm ejakulieren darf oder nicht, sollte vorab geklärt werden, denn da scheiden sich die Geister und persönlichen Vorlieben. Das Sperma tritt nach dem Sex über einen längeren Zeitraum aus dem Anus heraus und kann z. B. ein Jucken in der Pofalte verursachen.

SÜSSER SCHMERZ

Es gibt Menschen, die Schmerzen als luststeigernd und erregend empfinden, wobei die Intensität eine Gratwanderung ist. Während Du ein paar Klapse auf Deinem Po während des Liebesspiels genießt, können Kratzen, Beißen oder Peitschenhiebe für Dich schmerzvoll und abturnend sein. Die Grenzen verlaufen meist fließend, daher ist beim Umgang mit BDSM (Fesseln, Strafe, Unterwerfung und Dominanz) in allen Schattierungen und Stärken höchste Sorgfaltspflicht geboten. Ein Code oder eine Parole zum sofortigen Einhalt der sexuellen Praktik bei Missfallen ist unbedingt zu benutzen, also einigt euch vorab auf ein entsprechendes Wort oder einen Satz. Vertrauen und Kommunikation ist der erste Weg, um sich dem angenehmen Schmerz zu widmen. Findet zunächst heraus, wer sich lieber dominant zeigt und wer sich unterwirft. Dies kann selbstverständlich auch abwechselnd der Fall sein und ihr könnt immer mal wieder die Rollen tauschen. Notiert Euch vorab auf einer Liste, wo ihr eure Grenzen setzt und was unter gar keinen Umständen gemacht werden darf.

Warum wird Schmerz mit Lust gleichgesetzt? Als Erklärung gibt es viele Ansätze, zum einen werden bei Schmerzen und unangenehmen Empfindungen Endorphine im Gehirn freigesetzt, die als körpereigene Sedativa den gleichen Rausch auslösen können wie eine Packung Schmerzmittel. Das Glückshormon Endorphin sorgt für eine gehobene Stimmung und reguliert so ganz nebenbei auch das Hungergefühl. Erniedrigung und Bestrafung haben einen ähnlichen Effekt, der psychische Stress sorgt dafür, dass Adrenalin und Cortisol vermehrt ins Blut abgegeben werden. Wir alle kennen den Effekt von positivem Stress: Wir fühlen uns gefordert, aufgeregt, hoch konzentriert, sind leistungsfähig und motiviert, er erzeugt ein gutes Gefühl, da das Selbstwertgefühl steigt. Wer einmal in dieses seelische Hoch versetzt wurde, möchte dies immer wieder erleben. Zum anderen spielen frühkindliche Konditionierungen, die eine Schmerzerfahrung mit Belohnung verknüpfen, eine Rolle und z. B. ein Gefangensein in einer sozialen Rolle, bei der es subjektiv nur eine Flucht im Ausleben dominanter oder submissiver sexueller Erfahrungen gibt. BDSM erfreut sich steigender Beliebtheit und offenbart unzählige verschiedene Sexpraktiken, die in klare Unterteilungen abgegrenzt sind. Anhänger treffen und tauschen sich in Clubs, Foren, auf Partys, Datingseiten und Online-Shops aus.

Als SM (Sadomasochismus) bezeichnet man Sexualpraktiken, bei denen Schmerzen erzeugt werden, um die Erregung zu steigern: Ein Sadist empfindet Lust, seinen Sexualpartner zu demütigen und ihm Schmerzen zuzufügen, während der Masochist der Empfänger dieser etwas anderen Liebesbezeugungen ist. Um sich dem Thema anzunähern, können Klapse auf den Po, härtere Handgriffe, das Streifen der Haut mit einer Peitsche, aber auch Experimente mit Hitze und Kälte dienlich sein. Mit einem Eiswürfel lassen sich empfindliche Stellen wie Brustwarzen und Schambereich „erschrecken", mit ein paar Tropfen Kerzenwachs ebenso. Es ist nicht notwendig, gleich in den nächsten Sex-Shop zu marschieren, um Folterinstrumente einzukaufen, für einen Probedurchlauf eignen sich allerlei Haushaltsgegenstände wie Kochlöffel, Gürtel, Lineale, Haarbürsten, gedrehte Handtücher, Schneebesen, Halstücher, Wäscheklammern, Haarnadeln, Stricknadeln, Haargummis etc.

Die ersten Schritte in die Welt des BDSM

Sich fesseln lassen

Mit einem Gürtel oder Halstuch können Hände und Füße gefesselt werden oder beim Sex an ein Bettgestell, einen Stuhl oder eine Türklinke fixiert werden. Werden die Körperteile taub oder verändern ihre Farbe, bitte sofort lösen, denn die Sicherheit des anderen geht immer vor. Auch solltet ihr die gefesselte Person nie sich selbst überlassen. Zur Sicherheit sollte immer eine Schere in der Nähe sein. Für Anfänger sollte der Hals tabu sein; um tiefer in die Welt des Bondage einzutauchen, ist es ratsam, sich zu belesen und zu üben, damit aus dem Spaß kein medizinischer Notfall wird.

Schläge austeilen und einstecken

Einsteigern empfiehlt es sich, mit leichten Schlägen auf Po, Oberschenkel, Waden und den oberen Rücken zu starten, zunächst mit der flachen Hand oder einem weichen Gegenstand. Wem das gefällt, kann später gern andere Gegenstände benutzen, wie z. B. einen zur Schlaufe gelegten Gürtel. Tabu sind Schläge auf Kopf, Hals, Nacken, Gelenke und den unteren Rücken. Ohrfeigen immer mit der flachen Hand erteilen, um Verletzungen zu vermeiden. Wer gern kratzt und beißt, dem sollte klar sein, dass Spuren zurückbleiben, daher bitte nur an Stellen, die normalerweise von Kleidung bedeckt sind.

Kneifen und Abbinden von empfindlichen Körperstellen

Um die Durchblutung kurzzeitig zu unterbrechen bzw. anzuregen, können sensible Stellen gekniffen, abgebunden oder mit einer Klammer versehen werden. Ein weicher Haargummi um die Brustwarzen oder die Hoden gebunden ist ein gutes erstes Experiment.

Dominanz und Unterwürfigkeit

Diese Haltungen können sich auf verbale Äußerungen beschränken, indem man Befehle erteilt, Anweisungen gibt und Beleidigungen ausspricht, oder durch Handlungen untermalt werden, wie Bestrafungen, Schläge etc. Der submissive Partner ist gehorsam, überaus entgegenkommend, bemüht, den Anweisungen Folge zu leisten, und erduldet alle Bestrafungen.

Passende Kleidung

Wer Spaß an SM hat, findet auch bald ein passendes Outfit. Es muss nicht gleich der Ganzkörperanzug mit Gasmaske sein, aber eine sexy Lederhose oder ein Latextanga ist ein Anfang.

ROLEPLAY

Ein gut gemachtes Rollenspiel bringt frischen Wind ins Schlafzimmer und macht ungeheuren Spaß. Hast Du schon einmal davon geträumt, ein knallharter Cop oder eine sexy Krankenschwester zu sein? Ist Karneval für Dich die beste Jahreszeit? Kaum eine sexuelle Spielart ist besser geeignet, um Fantasien in die Realität zu holen. Positiver Nebeneffekt: Da man in unterschiedlichste Rollen schlüpft, hat man quasi immer mit einer anderen Person Sex. Vermisst man die Aufregung und körperliche Anziehungskraft vom Anfang seiner Beziehung sehr, dann können Rollenspiele all das zurückbringen, vorausgesetzt, man nimmt die ganze Sache ernst. Wer schon einmal an Theaterproben teilgenommen hat oder auf einer Familienfeier einen Sketch vorgeführt hat, weiß, dass ein Lacher an der falschen Stelle oder ein „Ausfallen“ aus der Rolle die Nummer schnell zum Platzen bringen kann. Daher sollte man die ausgesuchte Rolle bis zum Ende verfolgen und sie mit Leben füllen. Fehlt es an Kreativität oder Vorstellungskraft, empfiehlt es sich, ein schriftliches Skript anzufertigen, in der Kernaufgaben und -handlungen notiert werden. Ihr solltet euch vorab besprechen, wie der fiktive Charakter agieren soll und was das Ziel des Spiels ist. BDSM-Handlungen und „Dirty-Talk“ lassen sich wunderbar in ein Rollenspiel integrieren. Echte Liebhaber kommen mit entsprechenden Kostümen, ausgesuchten Requisiten und gut vorbereitet ans Set. Nicht selten sind Romane und Filme die Inspirationsquelle für ein gutes Rollenspiel. Hier ein paar Ideen:

Doktorspiele

Der Klassiker spielt sehr auf konkret ausgedrückte Machtverhältnisse an, denn als Patient begibt man sich vertrauensvoll und hilfesuchend in die Hände eines Arztes. Auch Abwandlungen für herrische oder sehr hilfsbereite Krankenschwestern sind eine mögliche Spielart. Dabei ist die körperliche Untersuchung und „Behandlung“ Hauptthema.

Überraschung durch einen Einbrecher

Dieses Thema kann man wunderbar mit BDSM-Vorlieben füllen: Wird jemand durch einen Einbrecher überrascht und überwältigt, muss man unter Umständen dessen Anweisungen Folge leisten und ihm sexuelle Wünsche erfüllen.

Verhör oder Festnahme durch die Polizei

Man wird festgenommen und muss sich einem quälenden Verhör stellen oder kann sich durch verlangte/angebotene sexuelle Handlungen die Freiheit erkaufen.

Hausfrau und Handwerker

Während Reparaturen in den vier Wänden erledigt werden, versucht die vernachlässigte Hausfrau, den Handwerker zu verführen. Alternativ hat sie weder Bargeld noch Kreditkarte im Haus, um die erbrachten Leistungen zu begleichen, deshalb besteht der Handwerker auf die Bezahlung in Naturalien.

Schüler und Lehrer

Erzieherische Maßnahmen stehen im Mittelpunkt dieses Spiels, denn Schüler können unter Umständen sehr frech sein. Nachsitzen ist an der Tagesordnung. Alternativ kann ein schüchterner Schüler von einem dominanten Lehrer verführt werden.

Man lernt sich noch einmal neu kennen

In einem Lokal oder in einem Museum treffen zwei Fremde aufeinander, die sich miteinander bekannt machen: Lerne Deinen Partner neu kennen und erlebe, wie sich wieder Neugier und sexuelle Begierde einstellen. Damit dieses Szenario erfolgreich ist, muss man seine Rolle ernst nehmen. Stellt euch gegenseitig Fragen und lernt ganz neue Seiten des anderen kennen. Dieser Perspektivenwechsel kann sehr anregend sein.

Boss und Angestellter

Der Boss sagt, wo es langgeht, und der Angestellte spielt mit, um seinen Job nicht zu verlieren. Auch bei dieser Handlung stehen die Demonstration von Macht und das Ausgeliefertsein im Vordergrund. Beliebte Variationen sind Chef und Sekretärin.

Fantasy-Spielchen

Ob ein blutrünstiger Vampir auf der Flucht, eine Verfolgungsjagd im Mondschein, ein mysteriöser Schlossherr oder Hexenjagd: Im Bereich der Fantasy-Geschichten gibt es unzählige Plots, die sich lohnen, nachgespielt zu werden.

Bordellbesuch

Der Kunde ist in diesem Szenario König und kann sich wünschen, was er möchte. Wer eher schüchtern und zurückhaltend ist, kann sich bei diesem Rollenspiel unter einer fremden Identität ausleben und z. B. verwegen, verrucht, vulgär oder freizügig sein.

GRUPPENSEX INNERHALB EINER BEZIEHUNG

Sex mit Einzelpersonen, mehreren Einzelpersonen, Paaren und Gruppen wird umgangssprachlich als Orgie oder „Gangbang“ bezeichnet. Zu diesem Zweck treffen sich völlig fremde Menschen in Swingerclubs oder auf Partys. Wie weit man bei diesen Veranstaltungen gehen möchte, muss jedes Paar vorab für sich herausfinden. Es kann teilgenommen werden, der sexuelle Kontakt aber nur auf seinen Partner beschränkt werden; das Beobachten und beobachtet zu werden machen dabei den Reiz aus. Paare können die Partner auswechseln oder sich zu viert vergnügen, Frau mit Frau, Mann mit Mann, Mann mit zwei Frauen oder Frau mit zwei Männern. In Gruppen kann man sich rundherum vergnügen, wie es beliebt.

Im ersten Schritt sollten Neueinsteiger einen Club besuchen und sich erst einmal an das Klima gewöhnen und alle Möglichkeiten ausloten, bevor mitgemacht wird. Denn eine Teilnahme ist keine Pflicht, man darf sich auch nur Appetit holen. Wen der öffentliche Zugang stört oder lieber die Teilnehmer am Gruppensex selbst aussuchen möchte, der kann unter Umständen eine Orgie bzw. Sexparty in den eigenen vier Wänden organisieren. Gleichgesinnte Paare und Einzelpersonen treffen sich und chatten auf diversen Internetseiten.

Dabei wird vorab im Detail besprochen, welche Erwartungen man an das Treffen hat, was passieren darf, soll und verboten ist. Es gibt swingende Paare, die sich folgende Grenzen gesetzt haben: Es darf nicht geküsst werden und die Ejakulation darf nur bei der eigenen Partnerin erfolgen oder mit Fremden darf nur in Positionen Sex gemacht werden, die weniger innig sind, z. B. von hinten. Es gibt Paare, für die ist die Penetration mit Fremden tabu, sie beschränken sich nur auf den Oralverkehr oder auf die Penetration mit Sexspielzeugen. Welche Grenzen und Tabus gesetzt werden, muss man in einem ehrlichen Gespräch klären, bei dem auch Ängste ausgesprochen werden dürfen.

Gruppensex sollte grundsätzlich nur in Frage kommen, wenn das Beobachten des eigenen Partners mit einer fremden Person ein Lustgewinn bringt. Ist es verletzend oder erzeugt es Eifersucht, sollte man von solchen Praktiken die Finger lassen. Ich würde sogar so weit gehen, dass nur in Verbindungen, die emotional sehr stabil sind und man eine Bewusstseinsebene erreicht hat, auf der man das Wohl des Partners mit der eigenen Zufriedenheit gleichsetzt und keine Besitzansprüche oder Forderungen im Vordergrund stehen, geeignet für offene Beziehungen oder Gruppensex sind. Wen Minderwertigkeitsgefühle plagen, wer sich der Liebe seines Partners nicht sicher ist oder Verlustängste hat, ist kein Kandidat für Gruppensex.

Damit Gruppensex gelingen kann, sind ein paar Punkte zu beachten:

✓ Als Paar stellt man vor der Erfahrung klare Regeln und Grenzen auf.

✓ Über Ängste oder Unsicherheiten sollte gesprochen werden. Beispiel: Dein Partner hatte in der Vergangenheit eine Affäre. Wenn Du ihn nun mit einem optisch ähnlich aussehenden Menschen kopulieren siehst, kommen alte Ängste und Verletzungen hoch. Darüber muss man sprechen.

✓ Verhütung sollte selbstverständlich sein.

✓ Merkt oder hört man an irgendeinem Punkt, dass sich der Partner unwohl fühlt, ist dic Handlung sofort abzubrechen.

✓ Fühlt man sich unwohl, ist dies sofort dem Partner mitzuteilen!

✓ Nicht im Streit oder kurz danach swingen gehen. Die Gefahr besteht, dass dies in einem Rachefeldzug endet.

✓ Keine privaten Kontakte hinter dem Rücken des Partners. Wer nach dem Sex in einer Gruppe eine bestimmte Person um die Telefonnummer oder ein Wiedersehen bittet, begeht ein Vertrauensbruch.

✓ Gruppensex sollte eine gemeinsam erlebte Erfahrung sein. Wer zusammen einen Sexclub betritt und sich dann aus dem Staub macht oder seinen Partner links liegen lässt, begeht ebenfalls Vertrauensbruch.

✓ So wie man den Club betritt, sollte man ihn auch verlassen: zusammen.

SEXPARTYS

Wer gern feiert und Veranstaltungen verschiedenster Art besucht, der fühlt sich unter Umständen als Gast auf einer Sexparty pudelwohl. Dabei wird jedes Niveau bedient: Spezielle Agenturen veranstalten gehobene Sexpartys an ungewöhnlichen Orten, z. B. auf Schlössern, in Villen oder 5-Sterne-Hotels. Eine Mitgliedschaft verspricht Diskretion und handverlesenes Klientel. Für den kleinen Geldbeutel bieten Veranstalter von Erotikmessen, Diskotheken, Bordelle und Swingerclubs oder Privatpersonen Partys an, bei denen man gegen Eintritt teilnehmen, beobachten und mitmachen kann, häufig inklusive Catering und erotischen Showeinlagen. Nicht selten stehen solche Partys unter einem speziellen Motto, wie z. B. Lack & Leder, SM, Bondage, Maskenball, Vintage, Fantasy oder Schaumparty. Wenn man als Paar eine solche Party besuchen möchte, gelten dieselben Voraussetzungen, die vorangegangen bei Gruppensex beschrieben wurden.

Bonus: Erotische Massage

Oft wurde in diesem Buch eine schöne Massage erwähnt, damit der empfangende Partner entspannen, abschalten und genießen kann und diese sich im Idealfall in ein Vorspiel entwickelt. Dazu muss man kein professioneller Masseur sein. Mit den nachstehenden Tipps massierst Du Deinen Liebsten in den siebten Erotik-Himmel:

♥ Vorbereitung

So wie man sich bettet, liegt man. Genauso viel Liebe und Energie, die in die Massage fließen, sollten auch in das Ambiente und die Stimmung investiert werden.

✓ Sorge für ein gemütliches Ambiente. Gedämpftes Licht, Kerzen oder eine Lichterkette im sonst dunklen Raum beruhigen und entspannen die Sinne.

✓ Eine Duftlampe mit erholsamen Aromaölen oder ein Raumspray sorgt für einen guten Raumduft und wirkt über die Nasenschleimhäute beruhigend, z. B. Neroli, Orange, Melisse, Zimt, Lavendel, Rose, Kamille, Vanille oder Schokolade.

✓ Die Unterlage sollte warm, weich sowie waschbar sein und ein gutes Hautgefühl verursachen, z. B. eine weiche Decke oder Handtuch.

✓ Die Stimmung kann durch leichte Musik im Hintergrund ergänzt werden, hier eignen sich je nach Geschmack Meditationsklänge, Entspannungsmusik oder Liebeslieder.

✓ Ein hochwertiges Massageöl ist Pflicht. Ein billiger, penetranter Geruch oder auftretende Hautirritationen machen der Massage sofort einen Strich durch die Rechnung. Daher auf Geruch und Inhaltsstoffe achten. (Probiere z. B. ein Massagegel mit japanischem Nori-Seegras, dieses ist äußerst glitschig und bleibt lange flutschig).

✓ Möchtest Du später dazu übergehen, sensible Körperöffnungen zu massieren, dann ist ein separates, wasserbasiertes Gleitgel vonnöten. Handelsübliche Körpermassageöle sind für Schleimhäute aller Art nicht geeignet!

✓ Wenn Du magst, verbinde Deinem Partner die Augen, er wird sich automatisch intensiver auf die Berührungen konzentrieren.

✓ Viele Minuten zu massieren, kann für Hände und Finger ganz schön anstrengend sein, daher lege Utensilien bereit, die einspringen können, wenn Du ermüdest: Massagebälle, Massagehandschuhe, Massagesteine oder Vibratoren. Eine alte Haarbürste mit weichen Wildschweinborsten oder Holzborsten tut es im Notfall auch.

✓ Der Raum sollte gut temperiert sein, man sollte weder frieren noch übermäßig schwitzen.

✓ Während Du massierst, könntest Du z. B. andere Körperstellen mit einer gut temperierten Wärmflasche abdecken, falls es als angenehm empfunden wird.

✓ Stell ein Gefäß mit einem feuchten Waschlappen bereit, um Dir die Hände zu säubern.

♥ Durchführung

Hier bist Du dazu angehalten, Dir wirklich Zeit zu nehmen! Nur weil Du schneller massierst, kommst Du nicht schneller ans Ziel. Mach Dir das bewusst. Es geht um die Entspannung Deines Partners und sein Gefühl, dass Du Dir Mühe gibst. Wenn der Eindruck erweckt wird, Du beeilst Dich, damit es schneller zur Sache geht, ist die Stimmung dahin. Daher arbeite mit sehr langsamen Bewegungen.

- Gebe Dir das Massageöl in die Hände und wärme es etwas an, indem Du es in Deinen Händen verreibst.

- Starte nun mit dem oberen Rücken und dem Schulterbereich. Kreisende Bewegungen und Druckmassage mit Daumen und Fingern oder Handknöcheln können bei Verspannungen Wunder wirken. Streiche von rechts nach links und von oben nach unten. Massiere mit Daumen und Zeigefinger den Nacken bis zum Haaransatz, hier sehr vorsichtig vorgehen.

- Kannst Du eine verhärtete Stelle ertasten, massiere sanft, dafür länger. Weibliche und männliche Energien werden nach fernöstlichem Verständnis über die Wirbelsäule ausbalanciert. Unbewusst stellt sich dadurch eine sexuelle Erregung ein. Leichte, wellenartige Bewegungen sind entlang der Wirbelsäule eine Wohltat.

- Wird die Haut zu trocken, gebe erneut Massageöl nach.

- Verteile das Öl auf beide Oberarme und widme dich Ober- und Unterarmen, indem Du sie mit beiden Händen umfasst und hoch und runter streichst sowie in kreisenden Bewegungen rund um den Bizeps massierst. Immer von den Unterarmen nach oben streichen.

- Kümmere Dich sehr ausgiebig um die Hände, hier sitzen sehr sensible Nerven. Mit einzelnen Fingern oder mit dem Daumen kannst Du die Handinnenfläche massieren und eine Druckpunktmassage geben. Die

Finger nicht vergessen: Zieh an ihnen und massiere sie in voller Länge. Nimm eine Hand zwischen Deine Hände und massiere den Handteller und Handrücken gleichzeitig. Küsse die Handinnenfläche und nimm die Finger Deines Partners in den Mund, saug an ihnen oder umkreise mit Deiner Zunge die Fingerspitzen.

- Baue unerwartete Berührungen ein, streiche auch z. B. zwischendurch über den Nacken oder flüstere Deinem Partner leise etwas ins Ohr. Wenn Du den Rücken massierst, küsse ihn und verändere die Bewegungen Deiner Hände, indem Du nur mit den Fingerspitzen arbeitest oder in sanfte Klopfbewegungen übergehst. Wenn Du mit deinen Fingernägeln sanfte Kratzbewegungen ausführst, sorgt das garantiert für eine Gänsehaut. Natürlich darfst Du auch Streicheleinheiten mit den Brüsten oder dem Penis geben.

- Beim Po darfst Du getrost etwas härter zugreifen und jede Pobacke ausgiebig und einzeln kneten, aber auch das Steißbein einbeziehen. Sanfte Streicheleinheiten mit der Handkante oder einem Finger zwischen den Pobacken kann Deinem Liebsten einen Schauer über den Rücken laufen lassen. Wenn Du spürst, dass Dein Partner entspannt ist, darfst Du auch den Bereich um den Anus mit sanften Berührungen beglücken. Auch hier darfst Du die nasse Zunge zum Einsatz bringen.

- Der Unterkörper sollte, an den Füßen beginnend, aufwärts massiert werden. Die Füße können ausgiebig umsorgt werden, das bringt viele Menschen zum Schnurren. Die Fußsohlen können mit Daumen und Fingerkuppen massiert werden oder mit dem flachen Handteller. Besonders beliebt ist eine Druckpunktmassage, bei der man mit den Fingern oder einem abgerundeten Gegenstand leicht gegen die Haut drückt. Die Zehen kann man ebenfalls in den Mund nehmen und küssen, die Unterseite sanft massieren oder an ihnen ziehen. Vorsicht, viele Menschen können zwischen den Zehen kitzlig sein. Wenn Du den Fuß zwischen beide Hände nimmst, kannst Du mit leichtem Druck Fußsohle und Spann gleichzeitig massieren.

- Die Waden sind in der Regel etwas empfindsamer, daher sollte man sich in leichten, kreisenden Bewegungen zur Kniekehle vorarbeiten und von der Ferse ausgehend mit der aufgelegten Handinnenfläche nach oben streichen.

- Dieselbe Bewegung führst Du an den Oberschenkeln aus, Du legst dafür Deinen Daumen nach innen und streichst mit der Hand nach außen und von der Kniekehle nach oben bis zum Poansatz. Mit den Daumen darfst Du auch die Pofalte und den Bereich zwischen den Beinen berühren. Öffnet Dein Partner automatisch etwas seine Beine, ist dies schon ein Signal, dass Du Dich dem Intimbereich widmen darfst.

- Eine sanfte Damm-Massage zwischen Anus und Hoden oder Anus und Scheideneingang sollte vorsichtig und mit kreisenden Bewegungen erfolgen. Wenn nötig, spreize die Pobacken etwas auseinander. Ist der Bereich sehr eng, massiere nur mit einem oder zwei Fingern. Fängt Dein Partner bereits an, unruhig zu werden, darfst Du schon dazu übergehen, langsam und in aller Ruhe einen Finger in eine Körperöffnung rutschen zu lassen. Dafür musst Du allerdings das Massageöl wechseln. So viel Zeit muss sein. Zuerst nur sehr kurz, vielleicht nur für einen halben Zentimeter. Du wirst spüren, ob Dein Partner bereit ist, der Schließmuskel entspannt oder die Vagina feucht ist.

- Um die Vorderseite zu massieren, bitte Deinen Partner, sich umzudrehen, indem Du ihm leise ins Ohr flüsterst.

- Beginne im Nackenbereich und gehe dazu über, den Brustkorb bzw. die Brüste liebevoll und sanft zu kneten. Auch hier dürfen Küsse nicht fehlen. Wenn Du möchtest, setz Dich bei der Massage auf Deinen Partner und bringe Brüste und Penis zum Einsatz. Umkreise z. B. mit Deiner Eichel leicht die Brustwarze und den -vorhof.

• Wenn Dein Partner an diesem Punkt anfängt, Dich ebenfalls zu berühren, dann ist die Massage an dieser Stelle vorbei und ihr könnt euch dem Vorspiel widmen. Genießt er weiterhin Deine Berührungen, fahre mit den Füßen und den Schienbeinen sowie Oberschenkeln fort.

• Lass Dir bei den Oberschenkeln besonders viel Zeit, wenn Du Deinen Liebsten etwas quälen möchtest. Spreizt er dabei die Beine, weißt Du, was Du zu tun hast. Streiche von den Knien langsam nach oben und übe auf die Schenkelinnenseite etwas Druck aus.

• Massierst Du einen Mann, darfst Du Dich nun dem Penis und den Hoden widmen. Willkommen sind beide Hände, aber auch der Einsatz von Busen und Mund. Ob Du dabei sanft bist oder den Griff etwas enger anlegst, wird die Reaktion Deines Partners vorgeben. Du darfst streicheln, zupacken, rubbeln, lecken, saugen und massieren, je nachdem, was ihm gefällt.

• Massierst Du eine Frau, ist es, im Intimbereich angelangt, Zeit, die Öle zu wechseln. Reinige Deine Hände mit dem bereitgestellten Waschlappen und trage das Gleitgel auf. Jetzt nicht in aller Aufregung den Fehler machen, wie wild das Fingern anzufangen oder die Klitoris wie ein Rubbellos zu bearbeiten. Bleibe bei langsamen Bewegungen und massiere zunächst kreisend den Venushügel.

• Fahre mit den Fingern leicht an den äußeren Schamlippen entlang. Je langsamer, desto besser. Rutsche leicht zwischen sie. Du wirst spüren, ob Deine Partnerin feucht ist. Berühre „wie zufällig" die Klitoris.

• Gleite mit einem oder zwei Fingern in den Scheideneingang und massiere die Vagina von innen. Mache dabei kleine, kreisende Bewegungen. Konzentriere Dich auf den oberen Bereich und versuche, mit dem Zeigefinger den G-Punkt zu ertasten. Achte auf die Reaktion Deiner Partnerin.

• Gefällt es ihr, nimm Deine zweite Hand zur Hilfe und massiere Vulva und ganz langsam die Klitoris.

• Es liegt nun an euch, wie die Massage weitergeht. Sie kann in ein Vorspiel übergehen oder einfach nur weiter genossen werden, vielleicht sogar bis zum Höhepunkt, was kein Muss ist. In erster Linie geht es um Hautkontakt, Nähe, Entspannung und Erregung. Bitte vergesst das nicht.

• Für eine erfolgreiche Yoni-Massage (Tantra-Massage für die Dame):

• Anstelle von Massageöl unbedingt Gleitgel verwenden.

• Masseur sowie die zu massierende Frau sind nackt.

• Starte mit sanften Massagebewegungen der Oberschenkel, Schultern, Hals, Füße, Gesicht etc. Halte stets Hautkontakt.

• Erst in eine Massage der Yoni übergehen, wenn Deine Partnerin offensichtlich und hörbar erregt ist.

• Je länger die Massage dauert, desto besser die Entspannung. Bevor Du Dich dem Intimbereich widmest, solltest Du mindestens 45 Minuten andere Körperstellen massieren.

• Bevor Du die Vagina berührst, solltest Du ihre Brüste und Brustwarzen zärtlich verwöhnen.

• Umkreise zunächst den Intimbereich, indem Du die Schenkelinnenseiten knetest und sanft den Venushügel streichelst.

• Lege die flache Hand auf den Venushügel und streiche mit den Fingern sanft über die äußeren Schamlippen.

• Massiere sehr vorsichtig mit Daumen und Zeigefinger jede Schamlippe.

• Kreise mit den Fingerspitzen sanft und mit wenig Druck auf den äußeren Bereich der Klitoris. Tippe ihn mit zwei Fingern leicht an, als würdest Du auf einem Klavier spielen.

- Gehe mit den Fingern zwischen die Schamlippen und umkreise die Klitoris. Sehr behutsam vorgehen und wenig Druck ausüben.

- Wandere mit Deinen Fingern zum Scheideneingang und massiere diesen äußerlich mit kreisenden Bewegungen. Streiche zwischen Scheideneingang und Klitoris vor und zurück.

- Wenn Deine Liebste bereit ist, gleitet der Finger wie automatisch in den Scheideneingang, da sie die Beckenbodenmuskulatur anspannt.

- Führe zwei Finger in die Vagina ein und verweile dort mit kleinen, kreisenden Bewegungen. Mach mit Deinen Fingern eine „Komm-her"-Bewegung Richtung Nabel.

- Hast Du den G-Punkt ertastet, der sich etwas erhaben und rau anfühlt, bleibe dort und übe nicht zu viel Druck aus.

- Kombiniere die G-Punkt-Massage mit Berührungen der Klitoris.

- Hat Deine Liebste während der Yoni-Massage einen Orgasmus, dann beende das Erlebnis nicht abrupt, indem Du das Licht einschaltest und zum Tagesgeschehen übergehst. Wirf eine wärmende Decke über sie und lass sie die Entspannung genießen. Wenn sie es möchte, kannst Du sie umarmen oder mit ihr kuscheln.

Für eine erfolgreiche Lingam-Massage (Tantra-Massage für den Herrn):

- Masseurin sowie der zu massierende Herr sind nackt.
- Gleitgel verwenden, wenn Du innerhalb der Analregion massierst. Für die äußeren Bereiche ist ein Massageöl ausreichend.
- Starte mit sanften Massagebewegungen der Oberschenkel, Schultern, des Halses, der Füße, des Gesichts etc. Halte stets Hautkontakt und berühre in Zeitlupentempo.
- In der Regel ist der Mann schneller erregt als die Frau, dennoch solltest Du Dir auch für Deinen Liebsten mindestens 40 Minuten Zeit nehmen, damit auch er sich entspannen kann, bevor Du Dich der Intimregion näherst.
- Umkreise mit zarten Bewegungen den Unterbauch und Bauchnabel.
- Streiche die Innenseite der Oberschenkel nach oben und massiere sanft die Lendengegend, indem Du die flache Hand mit den Daumen nach innen auflegst.
- Die Peniswurzel kann mit den Fingerspitzen sanft geklopft und mit kleinen, kreisenden Bewegungen massiert werden. Nimm die Hoden in die Handfläche und kreise mit dem Daumen sanft über die Oberfläche, mit der anderen Hand berührst Du die Penisunterseite und massierst auf und ab.
- Hebe den Hodensack etwas an und widme Dich sehr langsam und vorsichtig dem Bereich zwischen Hoden und Anus. Dabei halte die Hoden stets in der Hand, während Du mit der anderen Hand den Dammbereich streichelst. Übe hier nicht zu viel Druck aus.
- Tippe wie zufällig den Anus an. Massiere äußerlich den Analbereich und die gesamte Pofalte. Ist Dein Partner mit einer Stimulation der Prostata einverstanden, massiere und dehne den Anus mit sehr viel Gel, bevor Du einen Finger hineingleiten lässt.

- Führe einen Finger in den Anus und wende Dich allen Seiten, rundherum, in sehr vorsichtigen Berührungen, zu. Verweile an der Darmwand Richtung Blase und ertaste die Erhebung der Prostata. Während Du die Prostata streichelst, nimm Deine andere Hand und massiere sanft den Penis.

- Penis und Peniswurzel können in den verschiedensten Bewegungen massiert werden, langsam, mal etwas schneller, mit leichtem oder hartem Griff, mit kreisenden Bewegungen um die Eichel herum, mit auf- und abwärts streichenden Bewegungen.

- Nimm Deine Brüste zur Hilfe. Lege den Penis zwischen Deinen Busen und lasse ihn dort mit sehr viel Gel auf und ab rutschen. Berühre, wenn möglich, mit den Brustwarzen den Hodensack.

- Du hast es viel einfacher, da Du die unmittelbare Reaktion auf Deine Berührungen am Penis Deines Partners ablesen kannst. Daher achte auf die Zeichen und bleibe dort, wo es ihm am besten gefällt.

- Kommt Dein Liebster während der Massage zum Orgasmus, entferne sein Ejakulat mit einem weichen Tuch, decke ihn mit einer flauschigen Decke zu und kraule ihm dann entweder den Nacken, umarme oder kuschle mit ihm oder lass ihn einfach die Entspannung genießen.

Happy End

Wenn man sich an sexuelle Praktiken herantraut, die neu und ungewohnt sind, kann es manchmal zu einer emotionalen Reaktion kommen. Unsere Tagesform ist nicht immer gleich, an manchen Tagen fühlen wir uns etwas verletzlicher und sensibler als an anderen, aber auch Emotionen wie Wut und Ablehnung, die ihre Ursache im Alltag haben, können hochkochen. Wenn man sich für BDSM entscheidet und/oder fremde Menschen in sein Sexleben einlädt, kann es unter Umständen zu einem emotionalen Zusammenbruch kommen. Dies kann passieren, wenn man nicht gegenseitig auf sich Acht gibt oder sich selbst überschätzt.

Daher wünsche ich Dir, dass Du stets **mit Achtsamkeit** und dem **nötigen Respekt** für Deinen Partner in eine sexuelle Handlung eintrittst, um derartige Einbrüche, die sich meist im Vorfeld abzeichnen, abzuwenden. Wenn Dein Herzensmensch z. B. einen schlechten Tag hatte oder mit Sorgen zu kämpfen hat, ist es nicht der beste Zeitpunkt, ihn bei einem SM-Spiel zu beleidigen und zu beschimpfen. Sieht Dein Herzensmensch Dich in Aktion mit einer fremden Person, nimmt er das nicht immer gleich auf. Was ihn sonst vielleicht erregt, kann an einem besonders sensiblen Tag in einem Weinanfall, einer emotionalen Verletzung oder in Eifersucht enden. Mit Verständnis, ganz viel Liebe und Trost kannst Du Deinen Partner in solchen Momenten auffangen. Ich wünsche Dir (wieder) ein aufregendes und lustvolles Liebesleben und vor allen Dingen viel Spaß beim Üben!